心と身体の病と闘う

「良い歯の会」35年の軌跡

丸橋　賢　著

まえがき

私にとって「良い歯の会」の三十五年は、強い確信と情熱をエネルギーとした探究や思索の道程であったように思います。その過程で自分自身の限界や可能性も少しずつ見え、人間や社会についての視界も開けてきました。

私はときどき〝そのこと〟をじっと考えます。いや、いつも考えていると言ってもよいのです。三十五年前に始めた良い歯の会が、変わらずにより強く人々の心と結びつき、今も絆の輪が拡がり続ける理由は何か、その根源についてです。一般的には健康教室というカテゴリーに括られるであろうこの会で、参加者の方々が発見するもの、得る力とは何なのか、そのことを考え続けて歩いてきたのです。

良い歯の会に参加された方の人数は、これまでで延べ六万五千人にもなります（イベントや、依頼により外部で開催した会も含む）。一九八一年七月に第一回を開き、それから月一回、第二土曜日に一回も休むことなく続けてきました。参加者の心の中で何らかの地殻変動があり、それを語り継いでもらっていなかったならば、現在のような拡がりは決してなかったと思われます。

良い歯の会は決して、単なる健康教室ではありません。感動をともなう発見がなかったら、心が動かなかったなら、この会は今日のように育つことはなく、参加者は減り、会そのものが消滅していたことでしょう。私自身、参加者の目や表情、言葉などから感じとり、心の中でそれらと対話し、そこから学び続けています。

この会が三十五周年を迎えるのを機に、私の魂の奥から参加者の魂に向けて訴え続けてきたものとは何であったのか、会が今日も深化や発展をし続けるのはなぜか、考え直してみたいと思います。自分を知り、社会を知るところから確信が育ちます。私自身にとっても、多くの参加者にとっても、また本書を手にとっていただいた方々にも、何か大切な曙光が見えてくるのではないかと思うのです。

良い歯の会は年に一回、機関紙「いのち（医・農・智）」を発行してきました。毎号、第一面には私の論説を載せ、素晴らしい方々からの貴重な寄稿、会の参加者や丸橋全人歯科の患者の方々からの心のこもった感想やお便りを、豊富に掲載しています。これらの記事を並べて読むだけで、発行当時の考え方や状況は、十分理解していただけると感じています。しかし私の論説を再録するだけでも膨大な量になるため、本書を編集するに当たっては、選んで掲載せざるを得ませんでした。素晴らしい原稿をお寄せいただいた方々には、本当に申し訳ない限りですが、機関紙のバックナンバーは、良い歯の会ホームページ（http://www.maruhashi.com/）でお読みいただけますので、ご理解とご容赦をいただければと思います。

この三十五年を振り返ってみれば、医と農と智の多くの領域で共通する思いをもつ多くの皆様と、深く強いコミュニケーションを育て続けることが、小さな運動がアメーバ運動を続け大きく増え続ける基本だと、痛感しています。それを大切に、今後も歩み続けようと心に刻んでいます。同時に私たちの小さな例に通じ合う目標を持った方々に、本書が少しでも参考になればと願っています。

もくじ

第3章　闘いぬく力

第4章　「いのち〈医・農・智〉」の出発

プロローグ——理解という妙薬、無知という毒薬

「良い歯の会」では毎回、出席者に当日の感想などのアンケートを行っています。過去の感想を改めて見直してみると、以下のような内容が目に入ります。

◎真の母と子の関係、真の家族のあり方、そしてそれらが及ぼす真の人間形成への影響は私のハートにずしっとくるものがありました。思わず私も記憶をさかのぼり、母の愛情の深さも知りました。（中略）丸橋先生、そしてスタッフのみなさんにお会いし、会話をかわすとパワーが湧いてきます。今回のお話の中で先生がおっしゃった〝本物にふれると勇気が湧いてくる〟。私にとってみなさんは本物です。（二十六歳女性）

◎今までの私の生き方は何だったのだろうと思うくらい、こちらにお世話になってから私の生き方は変わりました。不安とおびえと空勇気で心の晴れない日々でしたが、自分に自信が持て、安易に迎合せず、（中略）本来の自分はきっとこうであったんだと思います。大切な自分を取り戻せたと確信しています。（四十歳女性）

◎友人に誘われて参加しました。目からウロコが落ちる感もあり、大変勉強になりました。
（六十四歳男性）

また毎回〝試食会〟として、自然素材を使った具沢山の味噌汁、三分搗き米のご飯、未精白の小麦粉を使った天然酵母パン、砂糖を使わない煮物の試食や、有機栽培や自然栽培の野菜と市販野菜の食べ比べなどを行っています。前述のアンケートでは「今日の試食の味はいかがでしたか」という項目を入れているのですが、以下のように、試食についても衝撃を受けたという感想が多く見られるのです。

◎目からウロコでした。日頃食べ慣れた味になれてしまって、本当の味を忘れていました。
（三十三歳女性）

特に有機農法の野菜と市販野菜の味や質感の差には大きなショックを受けるようです。話を聞くだけでなく体で本物に接し、理解をしてもらうことで、食生活が大きく変わったという報告も受けています。

結局、「良い歯の会」の力は、単なる健康教室のそれではないのです。生き方教室と呼ぶ方が近いのだと感じています。

会を続けるにしたがい、私も多くのことを学び、気づきました。〝食生活を変えることは生き方を変える〟ことに等しいのです。人は、千の知識、万の知識によっても生活を変えません。しかしたった一つの発見、新しい生命感覚（生命観）を発見することにより、人はやすやすと生き方をも変えうるのだということにも気づかされました。

では新しい生命感覚の発見とは何なのでしょう？　人間は現実の社会に暮らす中で、本来の自分を見失いやすいものです。目先の必要性にかられて自分を適合させ、つまり仮の生き方をする中で、本来の自分や生命が求めるものを忘れていることが多いのです。しかし胸に手を当てて考えてみると、人は年を重ねても胸の奥深くにホコホコと、少年少女の頃と少しも変わることのない熱いものが燃え続けていることに気づきます。それこそ本来の自分が求めているもの。私はそれを「原初の願い」と呼んでいます。

それを忘れ、あるいはそれを圧殺して生きることは自分の本来の生き方ではない、そう気づいた時、人はやすやすと生き方を変え、また食生活をも変えることができるのです。仮の人生から真の人生へ、仮の食から生命の食への立ち戻りこそ、生き方の再発見と言えるでしょう。この原初の願いを見つめ、探究する場が、良い歯の会の本質であると思います。

私たち会の主催者と参加者の、魂と魂のコミュニケーションが成立しているからこそ、探究を長く続けてくることができました。相手の魂に達するメスとしての言葉、魂の根源から相手の魂の奥底に向けて発する言葉、それこそが〝理解という妙薬〟をもたらすはずです。〝無知という毒薬〟を解毒し、理解を育てる環境とはどのようにしてつくられるのでしょうか。「良い歯の会」の三十五年を振り返ることで探究していきます。三十五年間の道のりは、会の機関紙「いのち（医・農・智）」に凝縮されています。本書では、その主要な記事を辿りながら、過去、今、未来を一緒に考えてみたいと思います。

＊

「いのち」は年一回、四ページのタブロイド版新聞として、会に参加した希望者に送っているものです。年に一回しか発行しない分、内容は無駄なく凝縮されており、どれも珠玉のように大切な記事ばかりです。紙幅に限りがあるため、ほんの一部だけを選ばなければならなかったことは一番の心残りですが、良い歯の会の歩みと、当時の息吹きを伝えるために、記事を紹介することが最良と考えました（「いのち」については、本書第4章で詳しく述べます）。

なお本書への転載に当たっては、一部の寄稿記事を除き、プライバシー保護を考慮して原則匿名としています。

第1章 揺るがない思想

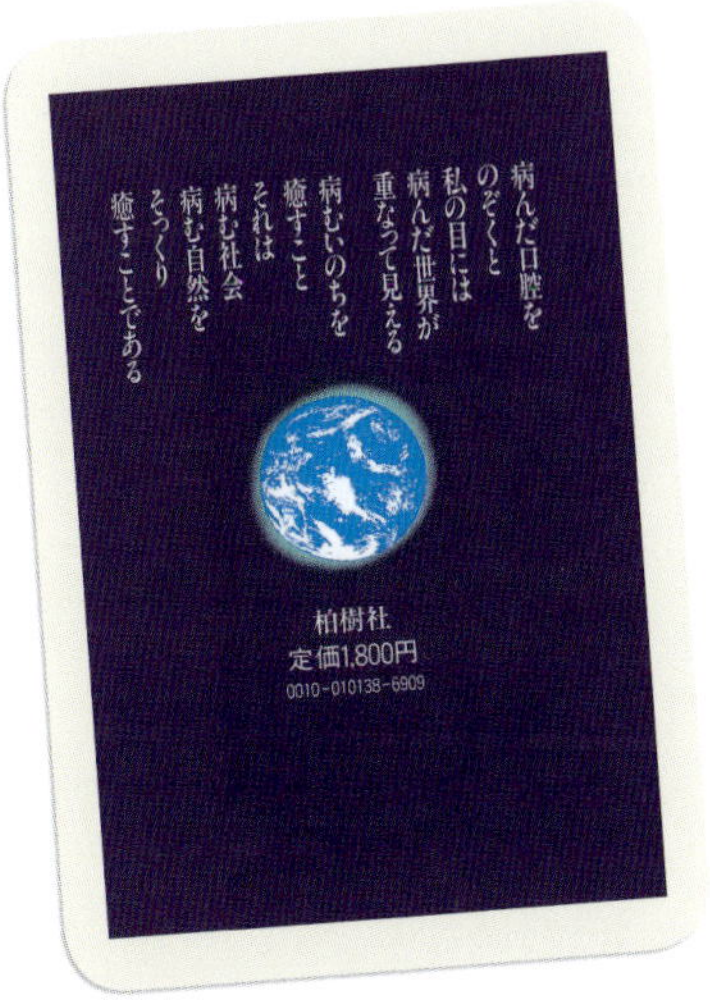
病んだ口腔を
のぞくと
私の目には
病んだ世界が
重なって見える
病むいのちを
癒すこと
それは
病む社会
病む自然を
そっくり
癒すことである
柏樹社
定価1,800円
0010-010138-6909

処女作『癒しの思想』にのせた詩

「良い歯の会」を立ち上げた動機

「歯周病の根本原因は食生活の基本が崩壊したことにある」という気づきが、一九八一年に良い歯の会を立ち上げた動機でした。大学で教えられた、ブラッシングや手術などに頼る治療では、歯周病の多くは治らず、みるみるうちに進行してしまう症例に、当時私は頭を痛めていました。そんな私には常に、ある疑念が湧いていました。それは治療法に効果がないのは、そもそもの病因論に間違いがあるのではないか、ということです。私は、それまで唱えられてきた学説の一切を白紙にし、一切の先入観を排した素直な目で、歯周病を見直す必要に迫られました。

いくつかの手掛りから研究を始め、二千人以上にのぼる方の食事分析・血液検査・歯周組織の状態との関係について、特に力を入れました。対象は患者のみなさん、食事に戒律のある宗派の方、さらにはマサイ族やモンゴルの遊牧民族、ブータンといった海外の方の研究にまで範囲が及びました。

その結果、歯周病がなく歯周組織が健全な人と、歯周病が進行している人では、食生活のパターンが全く異なることがわかりました。血液検査の結果にも、当然のことながら異なった傾向が認められました。さらに、歯周組織が健全な人は全身も健康で、歯周病の人は病的傾向が明らかに見られました。食の傾向の違いには、国や地域、宗教や家庭など、食文化の違いが背景にあることもわかりました。

これらの研究から得られた視点で、あらためて患者の方々を観察すると、歯周病の根本原因は食生活にあるという確信は、強まるばかりでした。従来の治療法で効果の上がらない患者さんは必ず背景に食生活の大きな崩壊があり、血液検査にも異常が表れていたのです。

食生活の改善なしには、決して治らない性質の歯周病が非常に多い、と私は判断しました。それを私は「食生活由来型歯周病」と名付けました（『ほんとうは治る防げる歯槽膿漏』『新しい歯周病の治し方』拙著、ともに農文協）。その一方で、食生活をきちんと改善する患者の方の歯周病は非常に良好な回復を示し、失われた歯槽骨が回復することも確かめました。

その後、厚生労働省が一九九六年に生活習慣病という概念を発表し、歯周病も食生活などの生活習慣が原因の病気であるとし、食の改善を呼びかけることになりました。ただし呼びかけだけでは食生活の改善に大きな効果が上げにくいのは、現代の生活、食文化、価値観の中で出来あがっている食生活を変えることは容易ではないからです。

前述のように、〝食生活を変えることは生き方を変える〟ことであり、人生観や生命観を変えることとも関わります。生活習慣に根を張った病気は結局、その人の〝認識の程度に病み、認識の程度に治る〟と考えるべきなのでしょう。簡単には治療成績が上がらないという困難に直面し、試行錯誤の結果、食生活の改善効果をより上げるために発足させたのが「良い歯の会」

でした。

＊

良い歯の会で、主催者の私たちと参加者が、強い信頼で結ばれ、今も根を広げるように続いていることは、確かな事実です。このような会が育った要素は何か、ここでまとめてみたいと思います。

要素は主に三つあると考えています。一つ目は揺るがない思想に支えられていること、二つ目は真実（合理性）への強い情熱が持続していること、そして三つ目は闘い抜く力を備えていることです。以下、それぞれの要点をまとめていきます。

思想がなければ生き続けられない

全ての生物は生きる知恵をもち、長い地球の歴史を生きのびてきました。その知恵とは、地球上に生命が誕生してから約三十五億年の経験の中で磨かれた、賢く無駄のない、鋼のように強靱な生きる羅針盤として、ＤＮＡに記憶されています。羅針盤と船長《キャプテン》の存在しない船は、必ず難破するでしょう。生物にとっての絶対思想と言うべきものに導かれた知恵によって、あらゆる困難を回避し、生き続けるのが生命なのです。

人間も同じ生物ですから、生き抜く術は人間としての思想に依らざるを得ず、そこから飛び出せば死滅してしまいます。ただし他の生物と異なり、人間は自ら社会や文化を創り出し、その大きな舞台の上でも暮しています。生物学的な存在として自然環境の支配を受けつつ、人文学的な存在として社会・文化環境による支配も受けているのです。この両者の環境を見つめる目を同時に持たなければ、自らを観察、評価し、生き方をコントロールすることはできません。具体的なモノであれ抽象的なモノであれ、思想がなければ生きのび、増殖することは不可能なのです。

『癒しの思想—病むいのち　病む社会　病む自然』（初版は柏樹社、現在は春秋社）は、一九八四年に私が初めて出版した忘れ難い本です。初版の表紙は、青い地球が宙に浮き、その上に蝶、鳥、魚、貝、蛙が描かれています。私がお願いしたイメージをうまく表現してくれました。裏表紙には次の詩を記しました。

病んだ口腔を
のぞくと
私の目には
病んだ世界が
重なって見える

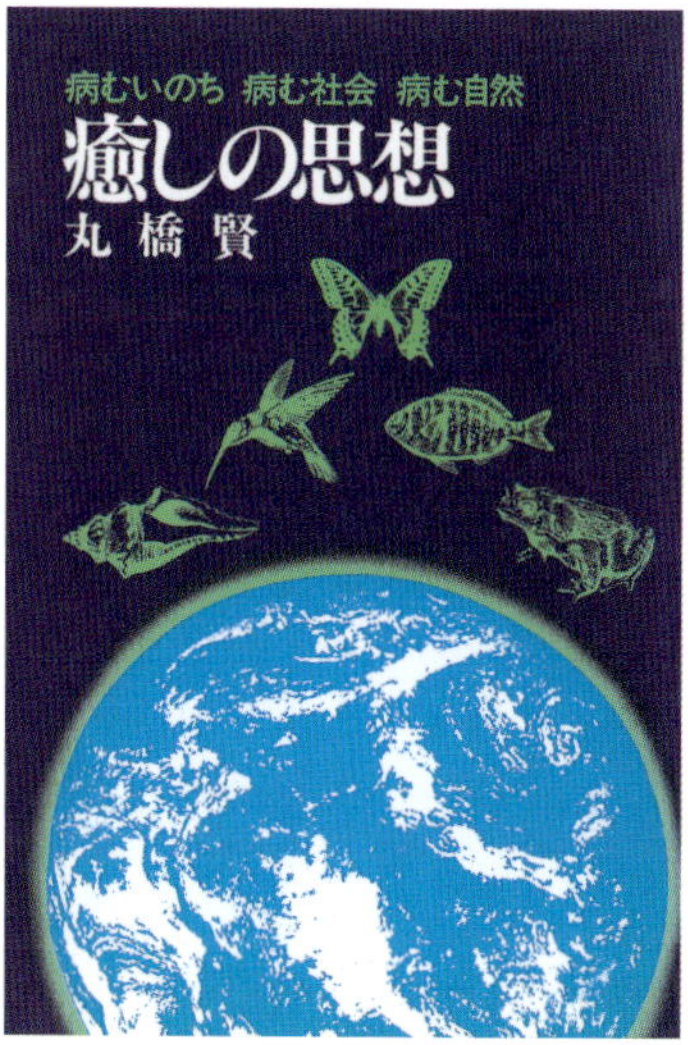

処女作『癒しの思想—病むいのち　病む社会　病む自然』（柏樹社）

病むいのちを
癒すこと
それは
病む社会
病む自然を
そっくり
癒すことである

これを見ても、いのち、自然、社会を見つめる私の視点は、三十年前と基本的には全くぶれていないことを改めて感じています。ＤＮＡも思想も誤りは許されませんから、簡単に変わってはいけない使命を負い、変化は漸進的であるという性格を帯びているのです。誤りが滅亡に直結するのは、生物学的な存在でも、人文学的な実在でも同じです。

しかし同時に、思想は不変であってはいけません。進化が必要です。人間の能力には限界があり、最初から全てを見通している思想はないからです。度重なる試行から学習し、少しずつ視界をひろげ、得られたものを今ある思想に組み込んでゆくのが、思想という運動の実際です。そして必ず未完のまま個体としては死に、必要な情報であれば次の個体へとＤＮＡも思想も伝えられ、生き続け、成長を続けます。この成長が決定的に失敗をしないためには、人間の限界を知り、先入観をきれいに取り除いた、謙虚な心と目を持つ必要があります。

わからないことは無理にわかろうとしないことです。不明なことは不明のまま受け止め、見つめ続け、考え続ける。その先にしか、本当のことは姿を現さないからです。わからないことはわからないと承知した上で、ずっと謙虚に、真剣に見つめ続ける目の前に、少しずつ、ぼんやりと、そしていつかはっきりと、真実は姿を現すのです。

（『観察力—確信を育てる』拙著、ＮＴＴ出版）

自分が事実と信じていた見方を、いつどのように変更を強いられてもこだわらない覚悟を決めた白紙の態度、その目を守ろうとした心掛けの結果、かえって確信のある視点が育ったと、私は考えています。確信のある動かない視点に支えられて私の思想もあります。

環境の中の生命を見る目

「良い歯の会」で出席者に呼びかける私の声は、熱く、温かく、優しさがにじんでいると言われることがあります。私自身の生命への見方は、〝あらゆる生命は、環境に支配されている〟という、決定論的な厳しいものであると考えています。ですがもし、私の声が温かいとするならば、魂からほとばしる声から心の体温が自然と伝わっているからではないでしょうか。

私は常に、こう語りかけてきました。

「あらゆる生命は環境に支配されるからといって、環境に押されて流されてはいけない。いのちの原初の願いに沿って環境を変えようとする姿勢をとろう。そして身近な環境から、その人自身の望む環境に変えてゆくことができる」

「人が本来の原初の願いに沿って生きようとした時、本来の顔と心を持った自分に立ち帰り、空虚のない充実した、真の生き方を手に入れることができる」

「本来の生き方をした結果、残された体と心を健康と呼ぶ。健康を守る生き方をするのが本来の人生ではない。あなたの目と心をもち、あなたの顔をして生きることが本当の人生である。その手応えや充実、確信は身の内から育ってくる」

「環境に無自覚に流されることなく、自分の目で見て、自分の頭で考え、自分の責任と自由で行動する確かな個人に立ち帰れ」

この語りかけには多くの人びとが、胸に手を当てて考え、心を開き、明るく顔を輝かせて応えてくれました。こうして多くの自覚した個人が育ち、生き方の大切な一部である食生活をも変えていってくれました。食は栄養学にあらず、餌にあらず。食は生き方なり、食は家族の絆なりと、私は強く感じさせられたものです。

私のこの語りかけの背景には、少年の頃からの経験があります。山村に育った幼い頃、野も山も川も、生き物で満ちていました。ところが昭和四十年頃に、畑に農薬や化学肥料が用いられるようになると、生物の様相は一変してしまいました。森が割れるように鳴く蝉、闇を震わせる蛙の声、羽音が聞こえるほど群れ飛ぶトンボ、それらが一斉に姿を消してしまったのです。群れ遊ぶ小鳥も川に満ちる魚も、静けさに響くウマオイやキリギリスの声も、みんないなくなり、生命の死に絶えた里に変貌してしまったのです。

花や野菜をつくった経験からも学ばせられました。植物は、求める条件が整っていれば元気に育ち、気に入らなければ病み、育たなくなりました。そうなのです。全ての生命は自身の求める条件が整えば育ち、増え、栄え、条件を失えば病み、滅びるのです。

生命は環境に支配されているという事実は、全ての生命にとって変わらぬ真実ですが、人間はそれに逆らうようにして、環境、ひいては食も、自らの力で変え続けてきました。ですが自らが変えたはずの環境に支配され、体形も歯も骨も、咬み合わせも、ひいては心までも変えられつつあるのが、今の人間の姿と言えるのです。

環境を変えることで生じた深刻な悪い結果を認識し、それをもたらす環境を改善し、さらなる悪化を防ぐのが、人間の知性というものです。それがなければ、せっかく社会や文化を培ってきた人間の働きは愚にすぎなくなってしまいます。悲しいことです。

かつて縄文人や弥生人は、歯周病や虫歯、歯列不正や咬合異常などはほとんど見られなかったと言われています。人間がつくった文化によって生み出された、文化病ともいえる病気です。

現状を批判することなく、無認識にただ流される体と心になってはいけません。だからこそ私は、時代や状況に拮抗しうる、自覚した個人として自立するように語りかけ続けてきました。理解という妙薬しか、根本的な効き目はありません。この理解を広め、深めるために、どうしても必要だったのが「良い歯の会」という教室でした。その後、咬み合わせの異常による若年層の身心の異常が急増し、これこそ主たる原因は食生活にあることがわかってきました。会はさらに、重要性を増したのです。

環境の下にあっての生命の姿、それを見つめる揺るがない思想が一貫していたからこそ、現代人に現れた生命の異常を捉えられたのだと確信しています。

生命という究極の合理

不合理な対応をすれば生命に無理がかかり、弱り、病み、やがて死滅します。ですから健康を目指すためには、生命活動の理を見てとり、合理的な対応を行って、生命が求める条件を整えてあげることが根本的な作業になります。生命活動の理から外れた対処をしても、生命は元気にならないばかりか、かえって歪みが生じ、苦しい結果をもたらします。

振り返ってみれば、生命はあらゆる虚飾を削ぎ落した究極の合理であることはすぐに気づくはずです。地球が生まれた四十六億年前から、地球環境は激しく変化し、適応できない種は死滅してきました。その長い歴史を生き抜いてきたのが、現在の地球上の全ての生物であり、人類もその一員なのです。

現存する生物はあらゆる無駄を削ぎ落とし、生き抜くために必要な能力を獲得し、それぞれの生命システムを維持しています。そのシステムは知恵の宝庫であり、現在の私たち人間の知をもってしても全貌を見渡すことはできません。科学は進歩し続け、視界は少しずつ広がりつつありますが、まだまだ見えているのは生命システムの一部分のみなのです。その証拠が、難病、不治の病といった現象です。まだ見えていない病気の理の全体が見えたとき、難病でも不治でもなくなる可能性が高いのです。

常識、権威、通説、先入観などの一切を払拭し、澄んだ目と心でじっと生命や環境などを見つめ、本当のこと、つまり理を知ろうとする態度こそ知性のあるべき姿であると、繰り返し、私は話してきました。従来の歯周病治療も、的はずれな対処の一例です。病みたい体のまま、メスや薬や補綴物といった技術的治療でなんとかしようとする方法では、当然のことながら治りません。食の混乱と直結した原因をそのままにして、手術や薬で対処しても治るはずはないのです。畑に不適切な肥料を与え、野菜が病気になれば農薬をかけるのと同じです。一時的におさえられても、次第に救い難い状態に陥るだけなのは、火を見るより明らかです。

いのちを見つめる目

いのちの声を聞く耳

これを常に持とうとする態度こそ、本当の知的態度といえます。不定愁訴などと一括りにして呼ばれ、根本解決の手が打たれることなく、精神安定剤、鎮痛剤などの投与だけでお茶を濁されてきた症状に対して、真の観察の目が向けられてこなかったために、真の原因がわからないままになっていたのです。

私自身、臨床現場で多くの不思議な現象を見てきましたし、注意深い観察の結果、治療の仕方を明らかにできた症例がいくつもあります。例えば、わずかな咬み合わせの不調和を調整することで異常が解消した症状には、次のようなものがあります。

・不妊症、生理痛、生理不順
・糖尿病
・不眠症
・アトピー、水虫、風邪
・不安、うつ、自殺願望、引きこもり、不登校、無気力、脅迫神経症
・胃、腸のポリープ、潰瘍
・手指や腕の脱力、しびれ
・手指、掌の水泡
・いびき、睡眠時無呼吸症候群
・頭痛、肩・首の痛みやコリ

・視力低下、視野狭窄、目の痛み、網膜剥離、ドライアイ、涙目
・高血圧
・頻尿
・白髪、円形脱毛症

生命に対しては合理的で根本的な対策しか有効ではありません。合理の極致の観察、対処だけが正しい対策なのです。

大衆になるな

自立した個人に立ち戻れ

良い歯の会で私が一貫して訴え続けている理由は、ここにあります。私があえて〝大衆〟と呼ぶのは、通俗に流され、誰もが同じような体と心になった存在です。ゆえに時代とともに同じ異常が生じます。それは反生命、非合理の道であり、愚の道なのです。ヨーロッパ諸国で見られる、完全な個人による自由と責任を重視した文化の創り方の中に、私はわずかな光明を見ています。生命が獲得してきた究極の合理をじっと見つめ続ける視点が最も大切な基本的な思想です。生命の合理に反することは愚であり不合理であることを、繰り返しここに強調したいと思います。

第2章
情熱は強靱に

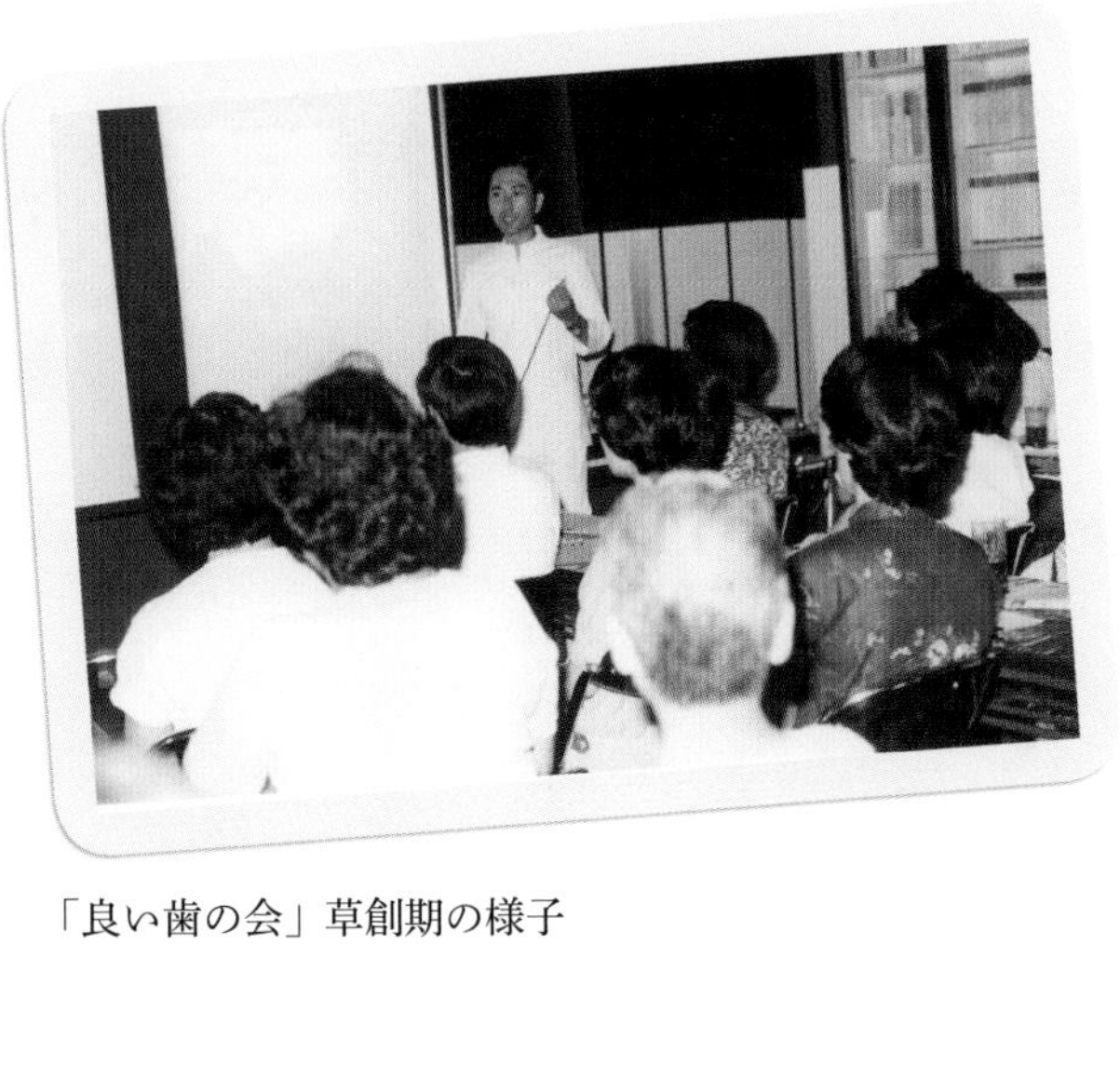

「良い歯の会」草創期の様子

一切の先入観を払う

手先の仕事は器用にこなせた私にとって、歯科医師としての仕事は、技術的にはそう難しいことではありませんでした。しかし日常的に治療をする中で、これは根本的な仕事にあらず、人間一生の仕事にあらず、と常に感じ続けてきました。学生時代から、文学を愛する仲間と付き合うことが日常であった私の思考は、うわべを排し、本質を見抜こうとする傾向が強かったのだと思います。

常識や権威といった、一切の先入観を払った澄んだ目で見つめ続けてこなかったなら、歯周病の真の病因が食生活の崩壊にあること、最近の日本人の歯列弓の形態が、U形→P形（放物線形）→V形→G形（ギター形）へと退化が進行していること、咬合異常が自律神経の調和を左右し、それが免疫細胞やホルモン分泌を乱していること、その他多くの新しい事実に気づくこともできなかったはずです（退化病については本書第6章で詳しく述べます）。

歯周病、虫歯、歯列不正、咬合異常といった歯の病気は、ほとんど全て生活習慣に原因を持つものばかりです。実は多くの病気も同じです。暮し方が原因でなってしまった病気を、技術や薬だけで治そうとするのは、治療の本質に関わる仕事ではありません。もちろん、これはこれで必要であるけれど、本質的で意味のある仕事とは、これら現代的な病気の根本原因を抉るところにあると私は考えてきました。

人間の目が曇り、生命の求める条件が歪んだ結果としての病像を見極める力を失ったところに、病気の根本原因はあります。この原因に、投薬や手術では効果がありません。生活習慣に根を張った病気は、その人の〝認識の程度に病み、認識の程度に治る〟という私の理解からすれば、その人の認識に達するために言葉のメスを研ぎ、曇った目や心の迷盲を払うという仕事に、医療の本質的な意味を感じるのです。

医療の根源としての「良い歯の会」

「良い歯の会」を始めようとした時、私の情熱はこのような確信に裏打ちされた意志をともなっていました。そして会を続けるなかで、私は会に求められる、もう一つの大きな役割を痛感するようになりました。それは〝治療を行う側と患者の側との間で、コミュニケーションを成立させることはできるか〟という問題です。どのような条件でコミュニケーションは成立するのか、成立が難しいケースでは何が阻害要因となっているのか、私は考え抜きました。

人間の世界は未だ、一方通行の発想が主流です。大きなところでは国と国との問題も、自国の国益優先が価値基準となっています。互いに要求をし、相手を責め、対立する発想の中に住んでいます。個人を見ても、ゆきすぎた個人尊重という気運の中で、一方的に自分の判断や意見だけを主張し、相手の言うことにほとんど耳を傾けようとしない人が増えています。双方が一方的に自分の閉ざした心をぶつけ合っても、そこにコミュニケーションが成立するはずがありません。対立、孤立、不幸が残されるだけです。

治療の成功にはコミュニケーションの成立による理解と協力が不可欠です。それがなくては医療は成立しないという本質を理解しなくてはならないと、私は強く感じています。特に生活習慣に根をもつ病気は患医の強く深い協力なくして治すことは困難です。しかしこのコミュニケーションを確立することが難しい患者さんは沢山います。

コミュニケーションが成立する大切な要因は、双方が先入観なく、目や頭や心を白紙にし、謙虚に観察し、考えようとする双方向的な知性を持つことにあります。そのことが「良い歯の会」に課せられた仕事の一つである、そう私は考えています。

激しく活動した草創期

目的を大いに達成するためには、その内容や方法だけでなく、持続する強靱なエネルギーが極めて重要です。エネルギーには体力と気力の二つがあり、その二つをともに備えていなければなりません。そして達成の前には必ず困難が存在すると考えるべきで、その困難や抵抗に勝たなければ達成はあり得ません。以下、「良い歯の会」の草創期を振り返りながら検証してみたいと思います。

昭和五十六年七月十一日に開かれた、第一回「良い歯の会」から三十五年間、一回も休むことなく毎月第二土曜日に開催を続けていることをみても、この会に向けた情熱と決意が並々なものではないことは、察していただけると思います。大きな台風が直撃するとの予報の日でも、楽しみにしている方がいるからと開催し、数人の方が出席してくれたのは、今でも感激する思い出として残っています。どのような予定が重なっても、第二土曜日だけは「良い歯の会」を優先させてきた結果、今では私の予定を聞く方が、ここだけは避けてくれるようになったほどです。

回を重ねるごとに、次第に学校や幼稚園、公民館、消費者団体、農協婦人部や青年部、自然保護団体、各種研修会などからの講演依頼が増えてきました。会に参加した方が、自分のところでも、同じように話をしてくれというのです。対象によって重点などを少しずつ変えたり、時の話題も組み込んだりしますので、準備にもエネルギーを要しますが、このような出張「良い歯の会」の要望は増え続け、土日は家に居る日がないほどの状態が続きました。県内や近県はもちろん全国を飛び回り、行かない県はほとんどなくなりました。通常の診療をこなし、夜や土日に講演を行っていたので、若かった頃でも疲れたと思うことはありました。しかし嫌だと思ったことは一度もありません。

四〇〇回目の定例会を行った時、反省会で若い先生から「四〇〇回続けてきた頑張りはすごい。ご苦労様でした」と労いの言葉を掛けられました。しかし私自身では大変だと思ったことは一度もなく、頑張ったという実感も全くなかったのです。意志の赴くまま、やりたくてやってきたのが、本当のところです。意志や思いの赴く道を進む、それが持続するエネルギーの本体かもしれません。

語りかけた言葉が聞く人の心の奥深く届き、感動を与えるのには、共通した要素があると思います。それは相手に伝えたいという真剣な熱意です。語り口が情熱的な人、静かで深慮な人、優しさで包み込む人、朴訥で素朴な温かみを感じさせる人、鋭く切り込んでくる人など様々ですが、どんなに静かに語る人でも、感動が与えられる話ができる人は、生命が有するエネルギーを振り絞って、相手に向ける言葉を真剣に紡いでいる人です。真剣に、全エネルギーをかけた話でなければ、深いもの、大切なものは伝わらないのです。

精力的にイベント、記念講演も行う

「良い歯の会」の活動と診療は、私の中では同じ目的をもった車の両輪と考えています。会の活動は健康運動、診療は歯科医療運動で、大衆化社会から自立した個人の確立を促したかったのです。その意味では両者は私にとって、表現は違えど同じ目的をもった思想運動として捉え、情熱を傾けてきました。

会の節目には、高崎市民文化会館などの会場を借りた記念イベントや、特別講演会を開催してきました。一九八五年に開催した「食・親と子」では、定員七〇〇人の高崎市民文化会館が超満員で入りきれなくなりました。通路にもびっしり座り、後ろの立席も満員で後部ドアが閉まらないまでになったところで、会館管理者から消防法に違反するので入場制限をするように注意されたほどでした。

二〇〇四年には「ぐんま食育フェア」を開催し、講演、健康食や有機農産物などの出展、歯の健康相談などを行い、終日盛況で千二百人を超える参加者がありました。

首都圏の人からの要望に応え、年に一回、東京でのイベントも開くようになりました。二〇〇六年には学士会館で、二〇一〇年には、奇跡のリンゴの農家、木村秋則さんを迎えての講演会も、有楽町マリオンの大会場が満員になりました。

私は昼休みにもチラシを持ち、関係団体や報道関係者へ案内に回りました。体は弱かったけれどその頃の私は、休日や日曜日などない方がよいと感ずるほど、エネルギッシュだったと思います。

第3章 闘いぬく力

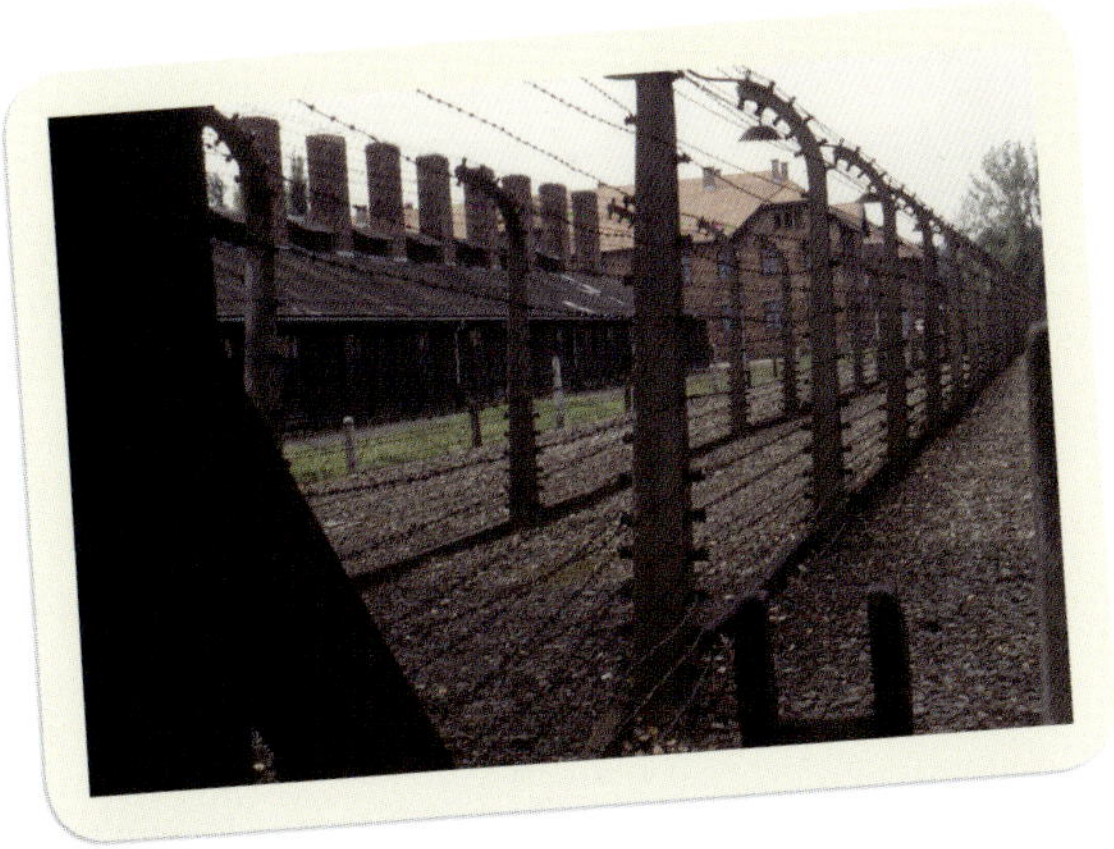

アウシュビッツ正門付近。強制収容所での過酷な経験を著した、V・E・フランクル『夜と霧』は、闘いの日々を支えた

圧力に抗して

現在、当医療法人は三つの医院を運営しています。私が院長を務める咬合、矯正、インプラントなどの保険外治療を専門とする「丸橋全人歯科」を筆頭に、健康保険を取り扱う二医院があります。医院では臨床医として、歯科医療の荒廃した流れを止めることを目的に、治療を行ってきました。また「良い歯の会」では、健康観を深め広めることを目的にしてきました。臨床と会、この二つを両輪として、本物の歯科医療の流れを強めようと努力するにつれ、思いもよらない抵抗や圧力が加えられるようになりました。

それが始まったのは一九九〇年一月のことでした。以前から公然と「丸橋は今のうちに潰さないと……」という発言がなされ、県や市の歯科医師会と、県の保険課とが手を組み、私に対する個別指導や監査を仕掛けたり、脅迫状や怪文書の類が送りつけられたりすることも数え切れないほど続いていました。その一端を会の機関紙「いのち」の記事タイトルの中から、ひろってみます（「いのち」については本書第4章で詳しく述べます）。

「共に生きる医療をめざして　ほんとうの医療を阻むものは何か～悩める患者さんの洪水を前にして〈丸橋賢〉」（いのち第9号、平成2年10月10日）

「報告　保険課指導医療官ついに辞職」（いのち第11号、平成4年7月20日）

「報告　少しずつ前進する群馬県　歯科医療行政の公正化―厚生省より技官着任―」（いのち第12号、平成5年7月20日）

「全人的医療はここまでできる―急速に認められる丸橋理論―〈丸橋賢〉」（いのち第13号、平成6年7月28日）3-1

「カルテ・レセプト開示を求める署名を！」（いのち第13号、平成6年7月28日）

「丸橋を学校医をやめさせるよう陳情！」「全国で不祥事続出！―歯科医師会も襟を正す時―」（いのち第14号、平成7年8月1日）

「改善しない歯科医療の腐敗―カルテ・レセプトの開示を実現しよう―」（いのち第15号、平成8年7月20日）

「ついにレセプト開示実現」（いのち第16号、平成9年9月9日）

「高裁でもこちらの勝訴」（いのち第17号、平成10年9月15日）

私に対する圧力・嫌がらせは、保険問題のみならず、広範囲に加えられるようになりました。嫌がらせの電話、手紙、取り上げたマスコミ各社への圧力、当院スタッフへの圧力にまで及びました。圧力を受け、当院を辞めたスタッフもいるほどでした。

なかでも、ビスフェノールA問題は妨害があった問題の一つです。

「ビスフェノールA　危険性が指摘されているものを使うな」（いのち第17号、平成10年9月15日）

（1）　平成6年7月28日　いのち　第13号

「良い歯の会」機関紙

いのち

医・農・智

いつからか　なくしたのか
内なる　いのちの力
私たちは　いつの間にか
自然にそむいたから……
ある時
脈打ついのちのひびきに
驚歎、心動く
目覚めよ
自らの中にひそむ
限りない力　い・の・ち
（あさの）

第13号
発行
丸橋歯科「良い歯の会」
発行所　高崎市連雀町91
TEL0273-23-9524
FAX0273-22-3176

全人的医療はここまでできる
―急速に認められる丸橋理論―

丸橋　賢

十三年前の予言

　「良い歯の会」が毎月開催され、満十三年を迎えた。一回も休まずに続けた十三年である。

　私は、「良い歯の会」を始めた当初から、従来の歯周病の原因と治療法の定説に疑問を示し、歯周病は今までのように、口腔(くう)内のみを見て治療をしていたのでは治らないと主張してきた。私たちが教育され、定説となっていた学説に沿って行う治療の予後があまりにも悪いから、素直に疑問を抱いたのが出発であった。

　現在でも、歯周病の原因は、プラーク(歯垢(こう))の中の細菌であると信じられている。従って、ブラッシングによるプラークの除去等、口腔内のみを治療すれば歯周病は治ると信じられ、歯周病と全身との関係はないと否定されているのである。

　私は、多くの臨床経験と調査から、歯周病を原因別に大きく二つのタイプに分類してきた。一つは口腔内不潔、咬合等に主な要因のある口腔内原因型。もう一つ、もっと多いのは食事混乱、貧血低血圧、動脈硬化、糖尿病、慢性胃腸疾患、喫煙などの要因で免疫力の低下した全身原因型である。従って口腔内のみを治療して治る歯周病は少なく、多くは食事改善など、全身的対処をしなければ極めて治りにくいと言ってきたのである。

　当初、丸橋の言うことは既に否定されてしまっており、プラーク原因説が定説である、今さら何を言うかと、多くの批判を受けた。

　しかしいま、急激に流れは変わりつつある。歯周病の専門家や大学病院で抜歯を宣告された歯周病の末期症例が、私のところでほとんど治る現実は動かし難い。それを見て、歯科専門誌では、食事指導の特集ブームさえ起こった。

　そしてついに状況は変わった。先日、婦人雑誌の記者が、歯周病の特集を組む目的で私のところに取材に来られた。その前に医科歯科大学教授で、歯周病については日本の最高権威者である、石川烈先生の取材を済ませてきたという。この記者は数年前にも、私の歯周病理論を取材した人である。私の本もよく読んでいる。

　来られるなり、その女性記者は多少興奮して話してくれた。

　「先生、ほんとうに驚きました。石川先生が、口の中の細菌だけ除去しても生体の免疫力が弱ければ治るはずがないから、まず体力づくりに力を入れなければダメだと力説していました。先生と同じようなことを言い始めました。糖尿病の人と、喫煙者の歯周病も治らないと力説されていました」

　「力説していましたか」

　「はい、そう力説していました」

　食事改善や生命力増強が歯周病の治癒に有効なことは当然であり、食生活が、生命力アップに直結している事実は、いま次々に証明されている。歯周病学の世界的権威ですら、最近、食と歯周病の関係を言い始めたのである。

細分化と全体のクレバス

　細分化、専門化が進んだ現代医学は、各専門分野と他の分野の間に、無数の暗いクレバスをつくっている。専門家は、自分の専門分野以外には弱く、むしろ専門以外の分野については発言を避け、責任を回避するのが学会のルールである。その結果、各専門領域の間に、だれもカバーできない落とし穴が無数に残ることになった。

　が、現実として、人間存在やその健康とは、一個の全体として存在し、機能するものである。部分が独立して存在することはあり得ない。その上、一個の人間は複雑な生活環境の支配下にある。

　全体性を細分化して把えようとするところにまず一つの限界があって、現代医学の弱点をつくっている。それに加え、自然の探求の一つの方法である自然科学が分かっているのは、自然のごく一部にすぎず、決してすべてが分かっているわけではない。ノーベル賞科学者・湯川秀樹の言葉のとおり、自然は人間を超えるものであり、それを知っているのが人間として望ましい態度なのである。

　その割に現代医学は、自分の専門と科学に、過剰とも言える自信をもっているように見える。狭い分野への過信と、他の関係分野への責任回避は、当然その周囲に、暗く、責任の届かないクレバスを形成することになる。このクレバスに落ちた人々は、従来の医学では救い難いのは当然である。生活由来型疾患、退化病が主流となっている現代の疾患の多くは、本質的にはこのクレバスに落ち、さまよっていると言える。

ここまでできる全人医療

　こんな患者さんがたくさん来院する。調子が悪く、気が滅入ったり、頭痛、肩こり、手足のしびれ等不定愁訴がひどく、内科や耳鼻科に行き、何でもないと言われる。次に整形外科に行き、牽(けん)引療法などを受けるが治らない。ついに精神科を紹介される。せっかく一流大学に合格しながら休学し、若くして廃人に近い様相を呈して、家族に付き添われ、私の所に来る患者さんが後を絶たない。蒼(そう)白な顔をし、手脚が震え、立っているのもやっとである。たいていは分裂症の薬を与えられている。

　どの分野の専門家も、このような患者さんを救うことができない。このような患者さんに共通した特徴が幾つかある。顎(あご)が細くとがり、歯並びが悪く、歯には物を咬(か)んで磨耗した跡が見当たらない。硬い物を食べず、甘くて軟らかい物が好きである。

　私の所の処方は平凡なものである。人間らしい、新鮮でバランスのよい未精製食をよく噛んで食べるように指導する。咬合のずれを咬合調整や補綴(てつ)、スプリントなどで修正する。「良い歯の会」で、人間らしい目標をもった生き方の認識を深める。そのどれも、高度に細分化した医学の最も不得意とするものである。食や咬合や精神と健康の関係について、現代の科学は幾つもの点で明らかにしている。しかし、それら、点と点の間は、数値や形で見ることのできない闇(やみ)で分断されているのである。見えない部分の方が多いのが現実である。その見えない部分も含め、全体を統合し、生命が生命の求めに沿って生きる軌道に乗せるのが、全人医療の基本である。

　大学の精神科で管理されていた女子大生が元気になっていった。膠(こう)原病で不治と診断されていた女性も治った。アトピーを治しに来院する人もいる。頭痛、肩こり、ヘルニアが治った人も多い。末期的な歯周病が治ったと同時に、花粉症や不妊症まで治った女性も複数いる。水虫や便秘、下痢もよく治る。風邪をひかなくなり、疲れにくくなるのも共通した特徴である。杖(つえ)をついて来院した患者さんが、咬合調整をしたとたん、杖を忘れてスタスタ歩いて帰る例もある。全人医療はそこまでできるのである。

醜悪な歯科医師会の攻撃

　私の足を引っぱるために、群馬県歯科医師会のある幹部が中心となり、高橋晄正を歯科医師会が招き、私を攻撃するための講演会を開いた。高橋晄正は、昔は反化学物質、反公害で活動していたが、娘婿との対立を境に転向し、柳沢文徳先生、田村豊幸先生、私などに非科学的というレッテル張りをして、狂気のごとく批判している人物である。講演会に先立ち、わざわざ記者クラブに出向き、

　「今度、高橋晄正を招いて、いかに丸橋の治療理論が間違っているか証明する講演会を開く。取材に来て書いてくれ」と記者会見を行った。もちろん一社も取材に行かなかった。それどころか皮肉にも世界の権威が、次々に丸橋理論に近い言説を発表しはじめたのである。歯科医師会と高橋晄正には、次のヒポクラテスの言葉を読んでいただきたい。

　「自らは何事もなさず、ただ他人の発言に向かって虚構と陋劣(ろうれつ)なる言辞とをもってこれを誹謗(ひぼう)するがごときは、いたずらに学者の発言を世俗に向かって傷付けるものであって、何ら学問の目的に添うことなく、単にその人自身の人格の低劣と愚昧(まい)とを証明するに過ぎない」

　高橋晄正を招いた歯科医師会幹部が、どのような治療をしているか、別な機会にお目にかけたい。恥ずかしいほどひどい根管治療の上に、金やメタルボンドをかぶせて大金を取り、適合も咬合も保険のものよりデタラメである。醜悪の極みであり、患者さんは不幸である。

どんな見方が必要か

　湯川秀樹、福井謙一などのノーベル賞科学者には明らかな共通性が認められる。まず科学者である前に哲学者であり、人間であり、科学は彼らの営為全体の中の一つであること、哲学や芸術の意味を認め、自然の前に謙虚であること、等である。

　偉大な文学者であり、科学者であったゲーテは、ハイゼンベルクほか多くの科学者の思想に大きな影響を与えた。ゲーテは次のように言っている。

　「自然はつねに真実で真面目(まじめ)で厳格です。過失はつねに人間にあります。それを知らない人を自然は軽蔑(べつ)し、これを知った真実で心のきよらかな人にだけ、自然は胸を開いて、秘密を打ち明けてくれるのです」

　数値に目隠しされず、分析の迷路に入らず、謙虚でかつ冷静な観察の末に統合があると、ゲーテは言う。統合は論理と想像力そのものである。このような目は、目に見えぬ全体の構造と脈絡を見ることができる。この目こそ真実を見る目である。全人的医療の基本は統合力にあると、私は信じている。

3-1 いのち第13号「全人的医療はここまでできる―急速に認められる丸橋理論―」（丸橋賢）では、〝醜悪な歯科医師会の攻撃〟として、その攻撃の様子を紹介

「ビスフェノールA　丸橋歯科の意見」「裁判ほとんど終わる」（いのち第18号、平成11年10月15日）

「ビスA論文　学会の対応〈丸橋賢〉」（いのち第19号、平成12年12月1日）

記事の一部を抜粋して紹介します。

「ビスフェノールA　危険性が指摘されているものを使うな〈丸橋賢〉」より

（いのち第17号、平成10年9月15日）3-2

歯科用に広く用いられているシーラントというムシバ予防充塡レジンから、環境ホルモンの一つ「ビスフェノールAが溶出する」というショックな研究発表があった。スペインのグラナダ大・アメリカのタフト大が発表し、コロンビア大やミズリー大も同主旨の警告をしている。ビスフェノールAが体内に入ると男性の女性化が起こったり、女性では乳がん細胞を増殖させると言われている。

歯科用レジンの中で、ムシバ充塡用のコンポジットレジン（CR）とムシバ予防充塡剤のシーラントに、このビスフェノールAは含まれている。（中略）

私が、週刊誌とテレビのインタビューで「危険性が指摘され、安全性が確認されていない材料は用いないというのが医学の常道だ」と発言したところ、驚いたことに歯科関係団体から抗議や嫌がらせとしか思えない文書が配達証明付きで送りつけられたりしている。複数の保険医協会と二つの歯科医師会で、これらは相談のうえ一斉に送りつけられた様子である。（中略）

ところが、このシーラントとCRとが濫用されており、心が痛む。要するに「コストが安く」「治療が簡単」「技工料をとられず」「一度に多くの歯を塡めることができ」「もうかる」というのが多く用いられる理由と思われる。おまけに白いので、何も知らない患者さんには評判がよい。もし歯科医に良心があれば、こんなに濫用されることはないはずと思われる。（中略）

大多数の児童の臼歯咬合面にレジン充塡がなされている事実を見ると、安全を主張する人々の良心を疑わざるを得ない。

このような歯科医療に未来があるとは思えません。私も決意して対決することにしました。まず国家公務員法違反、歯科医師法違反で指導医療官を地検に告訴しました。次いで歯科医師会の役員たちの保険不正請求を調査し、詐欺罪で同じく告訴しました。

そして同時並行でこの問題をマスコミに訴えました。それに対し歯科医師会は、私を除名処分にしようと誹謗中傷を加えたため、私は提訴し、歯科医師会側も私を名誉毀損で提訴し、裁判合戦となりました。しかし結果的には、監査は裁判所の命令で中止され、その後途中のまま立ち消えになってしまいました。前代未聞のことです。

（3） 平成10年9月15日

ビスフェノールA

危険性が指摘されているものを使うな

歯科用に広く用いられているシーラントというムシバ予防充填レジンから、環境ホルモンの一つ「ビスフェノールAが溶出する」というショックな研究発表があった。スペインのグラナダ大・アメリカのタフト大が発表し、コロンビア大やミズリー大も同主旨の警告をしている。ビスフェノールAが体内に入ると男性の女性化が起こったり、女性では乳がん細胞を増殖させると言われている。

歯科用レジンの中で、ムシバ充填用のコンポジットレジン（CR）とムシバ予防充填剤のシーラントに、このビスフェノールAは含まれている。もっと正確に言うと、これらレジンの成分中にビスGMAという多機能モノマーが使用されており、ビスGMAの成分としてビスフェノールAが含まれている。

私が、週刊誌とテレビのインタビューで「危険性が指摘され、安全性が確認されていない材料は用いないというのが医学の常道だ」と発言したところ、驚いたことに歯科関係団体から抗議や嫌がらせとしか思えない文書が配達証明付きで送りつけられたりしている。複数の保険医協会と一つの歯科医師会で、これらは相談のうえ一斉に送りつけられた様子である。

幸い、私はかねてから、レジンは欠点が多く、特に臼歯咬合面には絶対に填めないよう重ねて主張してきた。私はシーラントは一度も用いたことはない。「良い歯の会」で指導する食とブラッシングの習慣を身につければ、予防充填など全く必要ない。それでもムシバの疑いがあればハードレーザーで処理すればよい。臼歯咬合面に填めると、噛めば磨耗し、咬み合わせが狂い、とんでもない症状を引き起こす。ムシバの再発も多い。

ところが、このシーラントとCRが濫用されており、心が痛む。要するに「コストが安く」「治療が簡単」「技工料をとられず」「一度に多くの歯を填めることができ」「もうかる」というのが多く用いられる理由と思われる。おまけに白いので、何も知らない患者さんには評判がよい。もし歯科医に良心があれば、こんなに濫用されることはないはずと思われる。

小学校六年生の八五㌫に充填

私の調査では、ある小学校の六年生を調査したところ、八五㌫の児童にシーラント、またはCRが填められていた。しかも前歯に填められていたのはその中の二例のみで、その他は臼歯咬合面に填められていた。

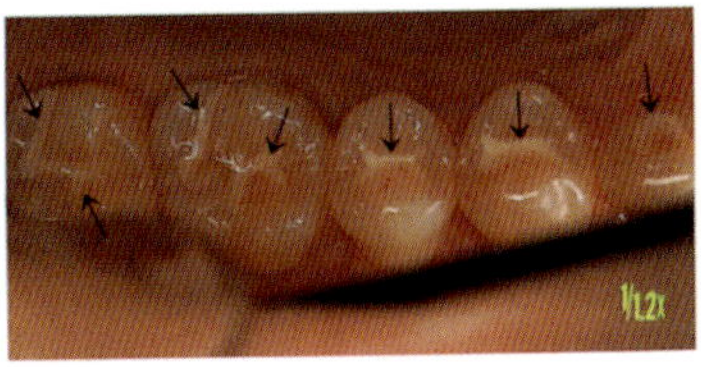

すべての歯に過剰充填されているコンポジットレジン（矢印部）。このような例が多い

しかも、ムシバがない歯まで填められている例があまりにも多い。シーラント剤などが安全だと歯科団体の多くは主張するが、日本でも千葉県薬剤師会分析センターの分析で、CRは水には溶出しないが、唾液中には溶出することが確認されている。

さらに安全を主張する論文でも「Bis－GMAは強アルカリ性、酸性あるいは高温下でなければビスフェノールAに分解されない」と言っている。胃酸は強酸である。臼歯咬合面のレジンは咬耗し、食事のたびに胃に入る。大多数の児童の臼歯咬合面にレジン充填がなされている事実を見ると、安全を主張する人々の良心を疑わざるを得ない。

3-2 いのち第17号「ビスフェノールA　危険性が指摘されているものを使うな」丸橋賢

「良い歯の会」への妨害

当然のことながら、会にも妨害は及びました。学校や市町村から依頼された講演会も、予定が公示されると圧力を受け、中止されました。私たちの医院がある市の歯科医師会から、会が主催する催しに出席しないようにという文書が、幼稚園や保育所に配布されたこともありました。

しかし世の中は常に、時代の色を変化させながら進むものです。悪や通俗の力は確かに強く、悪しき利権にメスを入れれば激しい反撃を受けるのも歴史の法則です。ですが硬い壁もいつかは崩れ去るのも、また法則です。いかなる利権も悪も、永続した例はありません。

さすがに最近、目立った攻撃は消えました。私は改めて思います。私たちは通俗を許さない文化を築いてゆくべきだと。常に責任と論理的正当性を問い、それを条件とした完全な自由を与える文化を築くべきだと。不合理、無責任を許す文化は、民主主義を支える個人を決して育てはしないのです。

私が一貫して「通俗に流されるな　個人に立ち戻れ」と訴えてきた理由、その源流は、私が生き、闘い、突き抜けようとしてきた日々から湧き上がってきたものです。

それは、〝ほとんどの重大な問題の姿は見えにくい〟という私の経験です。私が闘わざるを得なかった歯科医療も、実際には裏でどのようなことが行われていても、その姿は日常を暮らす人々の目にはふれないのです。だからこそ私は、現実に対する批判力をもった個人に立ち戻れという、痛恨の思いを抱えつづけているのです。

恐れない心

私はそのような圧力に少しも恐れを感ずることはありませんでした。私にその力や覚悟を育ててくれたものは、学生の頃からの一連の読書にあったと考えています。

生への執着が薄れると、死に対する恐れも薄らぎます。名誉やお金に執着している間は、失うことへの恐れも無限にふくらみやすくなります。年を重ねるとともに、私は失うことの恐れが薄らぎ、死への恐れも薄らいだと思っています。年齢とか経験による影響も無いとは言えませんが、長い年月をかけて恐れない心が次第に強まってきたのは、自身の読書体験にあったことは、間違いがないと感じています。主に以下の三つから強い影響を受けており、共通の底流は実存的な思想だと思います。

●第二次世界大戦に関する文学作品、戦記、日記、手紙、歴史家の書など

第一次戦後派の小説、荒地派の詩。特に大岡昇平の『野火』『レイテ戦記』『俘虜記』から受けた衝撃は大でした。荒地派の詩人では何と言っても鮎川信夫です。

大将、中将などの記録から兵士の戦記、少年兵の戦記など、手に入るものは大量に読みました。特にガダルカナル、インパール、硫黄島、サイパン、ペリリュー、沖縄など極限状況を経験した人の戦記からは、他から絶対に学ぶことができないものを学べます。『戦艦武蔵の最期』（渡辺清著）、『戦艦大和ノ最期』（吉田満著）などに描かれる場面は地獄以上の惨状で、神などはいないと信ずるに至るのが理解できます。『十七歳の硫黄島』（秋草鶴次）も同様です。

『きけわだつみのこえ』（日本戦没学生記念会編）、『わがいのち月明に燃ゆ』（林尹夫著）、『遺稿―くちなしの花』（宅島徳光）、『地のさざめごと―旧制静岡高等学校戦没者遺稿集』（旧制静岡高等学校戦没者慰霊事業実行委員会編）など、戦争という暴力の下で理由なく死ぬしかなかった若者の青春が手にとるようにわかります。

歴史家や評論家の書も、全体の流れをつかみ、意味を考えるのには役に立ちます。しかし言葉を飲み込んでしまうほどの衝撃を与えられるのはやはり現場にいた人の戦記、手記ではないでしょうか。

●V・E・フランクル

『夜と霧』は絶対にはずせない書です。私自身、十回以上は読みました。その他『死と愛』『意味への意志』『時代精神の病理学』などがあり、フランクルの思想、医学観を知る上で有意義です。フランクルがビルケナウ（アウシュビッツから近い）のユダヤ人強制収容所に捕えられ、そこでの観察記録を『夜と霧』として出版した精神医学者であることは周知の事実です。あの過酷な状況で、フランクルに絶望も実存的空虚（心の中の空洞）もありませんでした。彼は「神以外に畏れるものはない」と書いていますが、実存以外に信ずるもののない彼は、きっと神を信じてはいなかったのでしょう。神を信じていないのに神を畏れ、期待を持たないのに絶望せず、希望の必要を説く、そういう精神があるのだということを私は学んだのです。このような精神に不安や恐れはないはずだと考えます。

●サルトル

第二次大戦が終わり、サルトルは「神は死んだ」と高らかに唱え、「実存主義はヒューマニズムである」という演説とともに登場しました。サルトルは実存主義の思想を次のように説きます。

「人間の外部には、人間の意味を保証する伝統も権威も何も持たない。人間は自らの選択による行為によって初めてその人になる。実存に先だつ本質は一切存在しない。さあ自らの自由な選択により、自らの責任において行為し、空白に自分という絵を書きなさい」と。

つまり人間の本質とは何かを保証する、神的なものの存在を完全に否定して出発しているわけです。これこそ日本の第一次戦後派やV・E・フランクルの実存的な潮流と同じ思想です。あの戦争の極限状況の中で、甘い人間観も神の存在も否定し、虚無を体内に飲み込み消化しきり、その上で自分の意志を根拠として人間の回復をはかろうとする強烈なヒューマニズムと言えます。

日本の戦国時代の武将や明治維新の志士たちの生き方からも学ぶものはありましたが、恐れや不安をなくした強い姿勢を私の中に育てたものは、やはり第二次大戦を生き抜いた人たちの実存的思想が最も大きかったと思っています。

愛する者は闘う

大学生の頃の私の生活は、文芸部の仲間と過ごす時間が中心でした。部室に集まり、夜は飲み、文学の議論ばかりし、下宿での時間はほぼ全てが読書か小説の執筆にあてていました。「象形」という雑誌を出し、小説や詩の有力な賞の候補になる仲間もいたのです。私の作品も全国紙の学芸欄の同人誌評で取り上げられ、好評されたこともありました。

文学関係者とばかり過ごしていた私にとって、歯学部は身近な存在ではなく、考え方、体質の違いを感ずる世界でした。ですが振り返ってみれば、出身大学である東北大学は総合大学であり、他学部の学生と部活や行事、学園祭などでは一緒に活動することが多い環境でした。授業も医学部、薬学部、農学部、理学部などと共通科目も多かったので、歯科大学特有の閉ざされた体質とは、少し違った世界であったと思います。

卒業後に医局に残り、後に開業医として勤務した時、私は驚きを隠せませんでした。初診で訪れた患者の方がそれまでに受けた治療の様子は、目を覆いたくなるほど粗悪なものでした。根管治療のほぼ全てがひどく不良で、それが原因で病巣ができています。被せ物などの補綴物には、治療する側の良心が感じられる例は見当たりません。治療が原因で歯をダメにしている例ばかりが、日々ずらずらと続くのです。

医療とは呼べない世界が広がる現実を、私は受け入れ、同じように考え、治療することはできませんでした。そして自身の感性や考え方に従った治療を志しました。それが私にとって自然な道だったのです。しかし通例とは異なる視点や思想は、あちこちに角を立て、対立が生じ、抵抗にあうこともあります。しかし私には順化しようとする気質はなく、本当のことを表現し、具体化する思考や生き方が身に浸みています。

〝本当のことを守る〟。医療にあっては正しい治療を推進し、心良き人びとに、心を込めた良質な医療を提供するところに、全ての基本があります。

「いのち」に掲載した私の記事に、当時の温度が表れているかと思います。

「丸橋歯科の医療水準を築いた力とは何か〈丸橋賢〉」より（いのち第21号、平成14年10月15日）

現在到達している丸橋歯科の治療力のレベルに、私自身まだ満足しているわけではない。私たちの全人医療を推進する根拠となっている哲学の、内部への浸透度、優秀な人材の蓄積、技術的完成度や設備などの全ての面について、まだずっと上を見つめている。しかし、総合的な治療能力の高さにおいて日本の一般的な歯科の現状より遙か上方に突出してしまっていることは間違いないだろう。歯内療法、歯周病治療、咬合治療、矯正、インプラント、補綴、全人的健康教育などの総合力を駆使して難症例を治す力では、世界でもトップと考えてよいと思う。

最近私は、丸橋歯科がこの水準に到達した〝理由〟とは何かについて、内部の人たちにも、医療の利用者である患者さんにも、知っておいてもらいたいと考えてきた。大切な院内の人材には、その〝理由〟をより深く理解した上で、より高く発展する根源的な力にして欲しいし、利用者の方々にも、ただ上手だから発展したというような誤った理解をして欲しくないと感じてきた。ただ上手なだけでこの水準を達成できるほど、現実は甘くない。数々の抵抗や困難を突破する力がなければ現実の世界で素晴しいものを実現することは不可能だ。優れた人材を集め、その力を開発し、伸ばしてゆく才能も必要だ。しかし、私が最も、知っておいてもらいたい〝理由〟とは、丸橋歯科の医療の動機そのものなのである。私は、医療という活動を通じて何かを表現し、主張したいと考えてきた。文学から歯科医療に転向した形になった私にとって、ただ上手な歯科医になるとか、世俗的に成功した歯科医になるとかいうことは、あまり関心の対象ではない。もっと大事な真実を示したい、それが動機であり、〝理由〟なのである。（中略）

詩を読んでわからない人に詩を解説することは愚かだ。感性で受けとめられない人に解説しても詩は理解できない。同様に一瞬患者を見て見抜けない歯科医に説教をしても無意味である。全体像と本質を一瞬に見抜く視点が文学の立場であるとすれば、本質が見えず、或いは少し見えることがあっても利益や保身を優先した判断をする立場が通俗である。通俗に生きる人間が俗衆であり、私は大衆という分類は実際には存在せず、俗衆という定義で理解するのが適当であると思っている。人類のほとんどは俗衆であり、先覚者や真実を告げる人ではない。それは現実であるから受け止めるより仕方ない。しかし、俗衆が世の中を良くすることは絶対にあり得ない。彼らは自分たちが環境を汚し、その結果自分たちに危機が迫っていたとしても気付くことはない。が、本当に危機が訪れた時は長けた処世術で他者を踏んでも生き抜こうとする。より問題なのは俗衆は先覚者に石を投げ、圧迫を加えることである。従って、いつの世の中でも先覚者は生きにくく、苦痛をなめることになる。

金子光晴の「おっとせい」という詩がその全てを十分に表している。

「治療の理想から　愛は一歩も退かない〈丸橋賢〉」より（いのち第34号、平成26年8月5日）3-3

だから歯の治療は神ではない私たち歯科医にとって、気が遠くなるほど難しい仕事なのです。それが現実ですから、より完全に近づこうと、治療の理想に向かって力の限りを尽くさなければならない、そう考えるのが私の平易な常識です。単純で合理的な認識だと私は考えています。悪い結果が見えていて手を抜く…そういう合理性からはずれた生き方は、私には納得しにくい、別世界の人間の光景です。

他の事でも同じですが、歯科治療についても、理想に向かって一歩も退かず…という生き方

をしてきました。（中略）
動物は子を襲うものと生命を賭けて闘います。人間はそれに加え、真実を侵すものと闘います。いや闘うのが人間の存在証明でしょう。
私は太平洋戦争関係の本を沢山読んできましたが、歴史の中で強制される悲惨の多くは反知性、反合理といった精神の人間によってつくられることを、この戦争〔編注：太平洋戦争〕でも痛感させられます。（中略）
実は日本の歯科治療の現実が、欧米のそれとは大きく異なっている原因も、日本的、アジア的な非合理的体質に根ざしていると見られます。制度に形ばかり、見かけ上は依存し、金銭を追求することを主眼とし、手抜きをして楽をしようとする今の歯科治療の実情は、反合理的精神の結果と言う他ありません。私は理想に迫ろうとする姿勢を、一歩も退くことなく守ってきました。私は反合理または非合理的な、いいかげんな思想風土を嫌います。私の姿勢は、いいかげん主義に対する厳しい闘いであったと思います。ほんとうのことを愛する精神は、それを守るためには、激しく闘うものなのです。

(1)　平成26年8月5日　いのち　第34号

「良い歯の会」機関紙

いのち

医・農・智《いのち》

自然は　無表情
自然は　沈黙
自然は　無窮

無明な　衆生
ただ　真理への愛
ゆるがない　強い心を
持ち続ける　だけ

澄んだ心で
双方向に　いのちを
見つめる時
暗闇に　一閃の光が
見えてくる
い・の・ち

（辻本仁志）

第34号
発行
丸橋歯科「良い歯の会」
発行所　群馬県高崎市栄町21-1
TEL　027-323-9524
FAX　027-322-3139
http://www.maruhashi.com/
E-mail:maruhashi.s@cb.wakwak.com

治療の理想から　愛は一歩も退かない

「良い歯の会」主宰　丸橋　賢

四〇年前の患者さんの言葉

「四〇年前に治してもらった歯が、今もビクともしないでこの年まで元気に生きられました。有難くて…」と言って、検診で来院したその男性は声を詰まらせました。さらに「生きている間は先生にお世話になりたいから、体に気をつけて長生きしてもらわないと困る…」と言うなり、涙が顔中に溢れました。私も胸が熱くなりました。

最近、別の女性から電話をもらいました。四十五年前に私が勤務医の頃、東京で治療をした患者さんからです。歯が弱くて、あちこち悪くなってしまったけれど、昔私が治療した歯だけがまだ大丈夫だと言います。それで私を探し当て、相談の電話を下さったのです。話しているうち、その女性の顔も、当時のことも、次第にはっきりと思い出しました。

このような患者さんからのお話は勿論嬉しい限りですが、しかしより深い所で、これが当り前のこと、自然で合理的なことだという強い私の確信のような部分に触れるのを感じたのです。粗悪な手抜き治療より、精魂込めた、人間として可能な限り完全に近づけた精密な治療の方が、ずっと長持ちするのは合理的なことで、平易な事実だという、私の基本認識からくる感覚なのでしょう。

歯は口腔内という不利な環境の中にあり、一本の奥歯に体重に近い咬合力がかかります。一口何十回も咬み、一食に何千回も咬み、一日に三回食事をし、小さな歯にガンガン力が加わるのです。歯は余裕でそれに耐えられなければなりません。根管治療や被せ物などが粗悪だったり、咬み合わせの調整などがわずかに狂っていても、蟻の一穴から、歯は必ず悪くなってしまうものです。だから歯の治療は神ではない私たち歯科医にとって、気が遠くなるほど難しい仕事なのです。それが現実ですから、より完全に近づこうと、治療の理想に向かって力の限りを尽くさなければならない、そう考えるのが私の平易な常識です。単純で合理的な認識だと私は考えています。悪い結果が見えていて手を抜く…そういう合理性からはずれた生き方は、私には納得しにくい、別世界の人間の光景です。

他の事でも同じですが、歯科治療についても、理想に向かって一歩も退かず…という生き方をしてきました。

退かない理由は愛か…

当院で一緒に働く歯科医師に、繰り返して言っていることがあります。自分が今治療している患者さんが、もし父母や妻子だったら、これで良いか、常に自分に問いなさい。もし不満足だと考えられるものはすぐにやり直しなさいと。それができない歯科医師はウチには居られないでしょう。かなり厳しい一線ですが、ウソのない治療を維持するためには絶対に必要な条件なのです。そこから一歩退けばウソになってしまうからです。

一歩も退かなかった根源的な理由とは何なのか、近頃よく考えます。私の心の実感をそのまま探ってみると、真理とか合理とか、ほんとうのことへの愛が絶えることなく湧き上がり、それが力になっているように感じられます。愛という表現がキザならば、心の強い傾向と言ってもよいのです。更に心の実感に問いつつ考えれば、私が歯科の仕事を何のためにしているか、その理由は、私がほとんど毎日する文学、哲学、歴史などに関する読書や、拙い原稿執筆などを通して探り、迫ろうとしている真実の探求のようなものと全く同じだ、ということに気付きます。本当のことからはずれた意味のない仕事はしたくないのです。

きっと治療という仕事を通して、私は患者さんを心いっぱい愛しているに違いありません。しかしこの愛は無条件なものではあり得ません。「医療は心良き人がよりよく生きるためにある」という定義が通用する範囲の内の人と人、つまり患者さんと医師の間に、双方向的に強く成立する愛である、というのが正確なのでしょう。

愛を守る者は強く闘う

動物は子を襲うものと生命を賭けて闘います。人間はそれに加え、真実を侵すものと闘います。いや闘うのが人間の存在証明でしょう。

私は太平洋戦争関係の本を沢山読んできましたが、歴史の中で強制される悲惨の多くは反知性、反合理といった精神の人間によってつくられることを、この戦争でも痛感させられます。例えば初めから食料や弾薬の補給のメドすら立たなかったインパール作戦。参戦した日本軍八万五千六百人のうち戦死三万余、傷病者四万で戦果無しの無意味な作戦に強引に引きずり込んだのは牟田口廉也中将（第一五軍司令官）であることは有名です。机をたたき、怒鳴り散らして人を屈服させる猛将ですが、このタイプの将軍が何人か存在し、中国戦線をどんどん拡大し、対米戦争、敗戦へと導いたのは彼等だと私は考えています。当時の欧米と比較して、牟田口に代表されるような反知性、反合理を、私は決して許してはいけないと考えています。次々に飢え死ぬ日本兵の死体が敷き詰められたインパールの道は白骨街道と呼ばれました。そのような悲劇が、牟田口からその上司、河辺正三（ビルマ方面軍司令官）、河辺に内意を与えた東条英機へと連なる日本的な反知性の連鎖によって作られたことを私たちは検証するべきだと思っています。

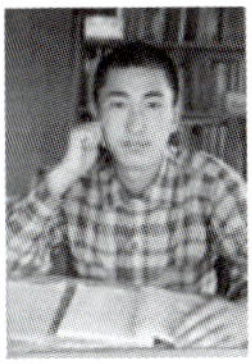

心の底にほこほこと熱く燃えるものは、年をとっても少年の頃と変わらないもの…。（高校2年生の頃の筆者）

実は日本の歯科治療の現実が、欧米のそれとは大きく異なっている原因も、日本的、アジア的な非合理的体質に根ざしていると見られます。制度に形ばかり、見かけ上は依存し、金銭を追求することを主眼とし、手抜きをして楽をしようとする今の歯科治療の実情は、反合理的精神の結果と言う他ありません。私は理想に迫ろうとする姿勢を、一歩も退くことなく守ってきました。私は反合理または非合理的な、いいかげんな思想風土を嫌います。私の姿勢は、いいかげん主義に対する厳しい闘いであったと思います。ほんとうのことを愛する精神は、それを守るためには、激しく闘うものなのです。

アジアの反省

中国、カンボジア、ベトナム、インドネシア、その他アジアの国々に共通する大きな特徴の一つは、コネや袖の下が普通に通用することです。もう一つは、自分たちの住む環境である空気、水、街を清潔にコントロールすることができないことです。街は排気ガスで曇り、川は汚れ、リゾートの海も汚れています。自分をコントロールできない人間には、環境もコントロールできないと見られます。悔しいかな白人の管理下にあるリゾートは、山も海も空気もとてもきれいで、その差は克服困難な大きさです。私はこれこそ日本人にも共通する反合理精神のなせるところと考えています。

治療した歯からダメになる日本の歯科治療も、アジアの遅れも、その非合理的体質を反省するところからしか乗り越えられないのでしょう。

3-3 いのち第34号「治療の理想から　愛は一歩も退かない」丸橋賢

目標に至る道を守るには

闘いには必ず山があり、それを越えると大きな抵抗はなくなるものです。時間とともに、闘いの意味も、闘った両者への評価も定まっていきます。理に合わない攻撃からは、自らの理と身を守り、目標に至る道を守らなければなりません。その基本は恐れない心を確かなものにし、守るべきものへの強い愛を見失わないようにするところにあります。

しかし歴史を通して、利害対立やイデオロギー、宗教対立を原因とする戦争がなくなったことはありません。身近なところを見ても、同じ性質の衝突は会社の中でも団体の中でも、地域住民の間でも生じます。

自分の行く道を守るには、基本的な心構えに加えて、知識や方法を身につけることも大切になります。攻撃の種類は実に多様ですから、私自身、初めてのケースに出会うと、いつでも虚を突かれた思いがします。いざという時には、多方面の人との日頃からの人間関係も大きな力となってくれます。

とはいえ、自分の良心に咎《とが》がなければ、不安も弱い姿勢も無用です。公の場で白日のもとにさらせば、むしろ攻撃する側の反社会性が炙り出されることになります。困るのは常に、すねに傷もつ者なのです。

「良い歯の会」の波及力は、社会の中できわめて小さな点に過ぎず、目標に向かう道程の途上にあります。個人や人類が生きるということは永遠なる過程であり、常に先へ先へと歩んでゆくことを永遠に負わされているのだと思います。

いのち第15号（平成8年7月20日）には、特記すべき巻頭詩が揚げられています。当院の玄関横には、早世した渡辺さんの貢献を顕彰した詩碑が設置されています。そこに刻まれているのは、渡辺さんの筆によるこの巻頭詩です。歯科医師会による攻撃が激しかった当時の状況を反映し、それに対する私たちの姿勢が如実に表れています。

「医・農・智〈渡辺浅乃〉」巻頭詩より（いのち第15号、平成8年7月20日）

わたしたちの　たたかい
十五年の　歳月を重ね
いまを構築してきた
世界はいつも
たやすい方向へと流れてゆくが
わたしたちは　真実という
極北を目指す
この　孤独な道………

怯まず　時代に屹立し
未来へ続く　あつい
わたしたちの　たたかい
い・の・ち（A・W）

第4章
「いのち〈医・農・智〉」の出発

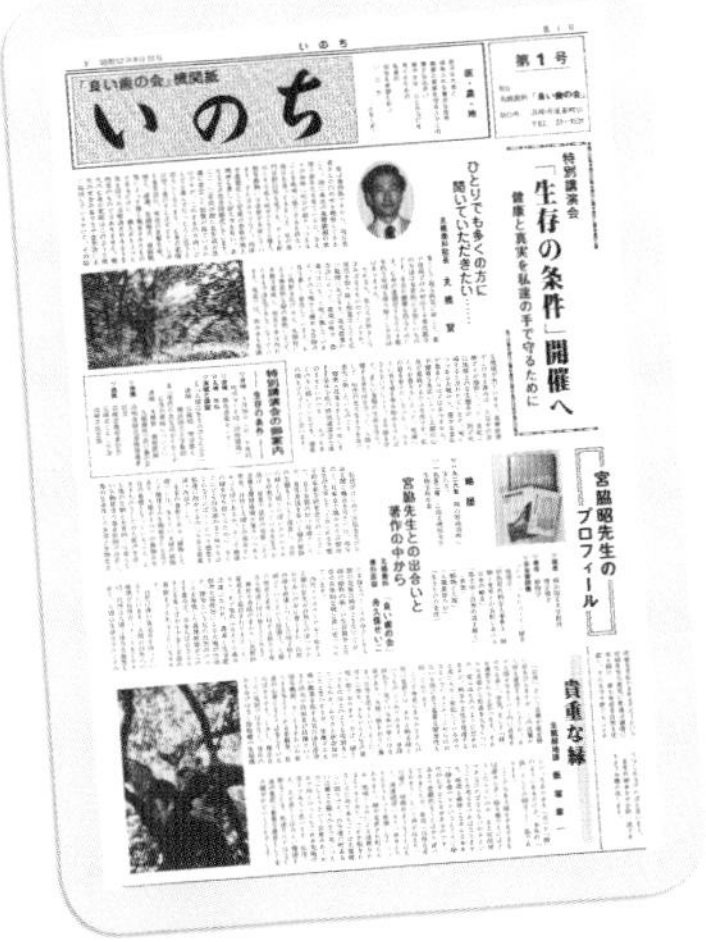
「良い歯の会」機関紙
いのち
第1号
特別講演会
「生存の条件」開催へ
健康と真実を私達の手で守るために
ひとりでも多くの方に聞いていただきたい……
宮脇昭先生のプロフィール
宮脇先生との出合いと著作の中から
貴重な縁

「良い歯の会」機関紙「いのち」第1号

機関紙「いのち」のこと

本章では、「良い歯の会」の機関紙「いのち」に込めた思いについて、説明していきたいと思います。「いのち」は年一回、四ページのタブロイド版新聞として、会に参加した希望者に送っているものです。ここでも私は、いのちを見つめる目とその声を聞く耳を持とうと、繰り返して語りかけてきました。

健康や食に関する医学的な知識を得る段階で留まっていては、意味がなく力にもならないと考えてきたので、先入観を払拭した澄んだ目で、生命観や健康観を見つめることの大切さを強調してきました。

機関紙のタイトルに「いのち（医・農・智）」という字を当てたのは、生命を支える要素に、正しい「医」「農」「智」が必要であるということが、私の構想の中にあったからです。「医」は全人歯科医学として結実させました（本書第7章で詳しく述べます）。「農」は食を育む農業であり環境です。「智」は謙虚で先入観のない知性です。この思いは毎号、タイトルのヨコに掲げられた巻頭詩に託されています。私たちの希望の詩《うた》であり、旗と言えます。「いのち」の記念すべき第1号を例にあげてみましょう。

「医・農・地〈船久保せいこ〉」巻頭詩より（いのち第1号、昭和57年9月10日）4-1

肥沃な大地と
緑あふれる豊かな自然
健康と真実を守る人々との
確かな出合い
健やかな　心とからだを
育くむための
私達の
切なる希望と祈り
い・の・ち

（ふなくぼ）

署名に「ふなくぼ」とあるのは、船久保せいこ医師です。東北大学歯学部の後輩で、丸橋歯科クリニック（当時）に勤務していた歯科医師でした。学生時代に私が主宰していた「戦後思想研究会」のメンバーで、第一次戦後派の小説、荒地派の詩、近代文学同人の評論などを一緒に読んだ仲間です。診療を歯科医療の向上を狙った医療運動として、会の活動を健康観を育てる思想的運動として、的確にとらえ活動してくれた、草創期の得がたい人材です。舟久保先生は同号に「宮脇先生との出会いと著作の中から」という記事も書いています。
第2号以降からは「わたなべ」の署名が続きます。

「医・農・智〈渡辺浅乃〉」巻頭詩より（いのち第2号、昭和58年11月1日）4-1

広げよう
心ある　人々との　連帯の輪
育くもう
真の自然と　生命
その時問われる
私たちの　生き方
いま
叡智の試される時
い・の・ち

（わたなべ）

「わたなべ」の署名は故・渡辺浅乃さんです。会の発足当初から事務局を一手に引き受け、運営を取り仕切ってくれた有能な女性でした。詩も小説もよく理解する人でした。彼女がいた

(1)　昭和57年9月10日　　いのち　　第1号

「良い歯の会」機関紙

いのち

医・農・地

肥沃な大地と
緑あふれる豊かな自然
健康と真実を守る人々との
確かな出合い
健やかな　心とからだを
育くむための
私達の
切なる希望と祈り
い・の・ち

（ふなくぼ）

第1号

発行
丸橋歯科「良い歯の会」

発行所　高崎市連雀町91
TEL　23－9524

(1)　昭和58年11月1日　　いのち　　第2号

「良い歯の会」機関紙

いのち

医・農・智

広げよう
心ある　人々との　連帯の輪
育くもう
眞の自然と　生命
その時問われる
私たちの　生き方
いま
叡智の試される時
い・の・ち

（わたなべ）

第2号

発行
丸橋歯科「良い歯の会」

発行所　高崎市連雀町91
TEL　23－9524

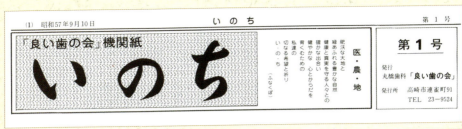

4-1　第1号だけは「医・農・地」、第2号からは「医・農・智」と表記するようになり、現在まで続いている

第1号　　いのち　　昭和57年9月10日　(2)

「良い歯の会」——そのあゆみと報告——

「良い歯の会」のあゆみ

丸橋歯科「良い歯の会」　渡辺浅乃

私達は毎日、歯槽膿漏やムシ歯に対して、治療やブラッシング指導など一生懸命行なってきました。しかし徹底的に治療をしてもこれ以上回復しないという歯槽膿漏や、ムシ歯のように治療ー再発ー治療というくり返しの状態を見ていると、口の中の治療だけでは本当の健康は得られないと思うようになりました。

そして、食事を問診してデーターをとってみると、歯槽膿漏やムシ歯の進行している人には食事内容に必ず共通した欠陥が認められるのです。食物が健康を左右していることは言うまでもありません。そこで私達は主に正しい食生活の在り方を理解してもらい病気などはね返す体をつくることを目指して昨年七月から患者さんを対象に「良い歯の会」という勉強会を発足させました。そしてたくさんの人達から食事改善後に驚く程、心身の調子が良くなったとの報告をいただきました。治療の中でも、歯槽膿漏が進行してグラグラと動揺し、抜歯寸前の歯でも治療と食事改善を並行すると六ケ月位で歯を支えている骨が劇的に再生するという結果も得てきました。私達の予想以上の好結果が報告される中で、食生活と健康とのストレートな因果関係を深く認識してきました。

「良い歯の会」をふり返ってみると、五十六年七月に始まり五十七年九月で十五回となります。最近四十名を超える出席者で満員となりますが、第一回目の時は十九名でした。第二回目は嵐のような悪天候にもかかわらず十七名の熱心な出席者がありました。回を重ねるごとに出席者も多くなり、輪が広がりました。そして団体などからも講演を依頼されるようになり、五十七年二月から七月までに、高崎、前橋、渋川などで合計十回行ないました。又、第十回「良い歯の会」の時は、上毛新聞社が取材にきました。企画もいろ

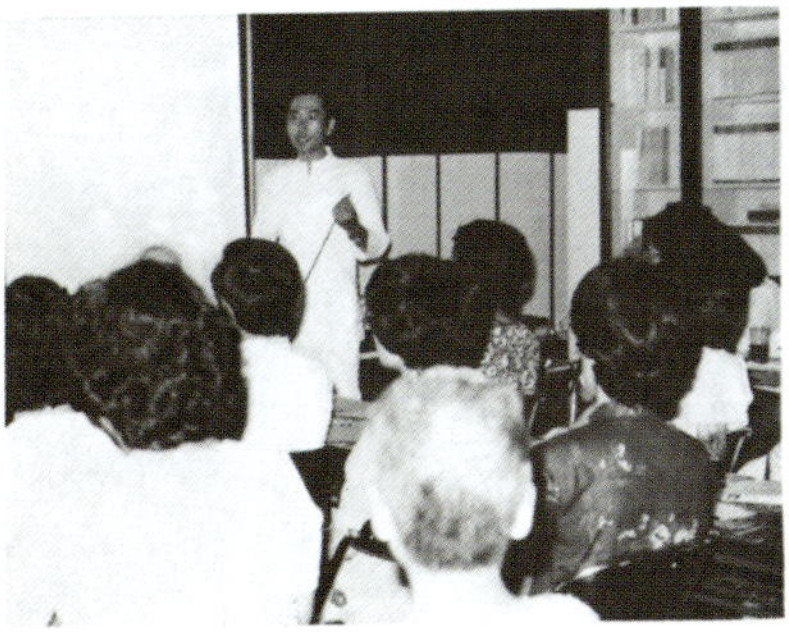

いろ立て、本当の味を知っていただくということで、天然酵母パンや有機農法地粉うどんなどの試食会も行ない好評を得ました。毎月第二土曜日に月一回行なっているものと、各団体から依頼されて不定期的に外で行なうものとを合わせると出席者は一千百名に達しようとしています。

このようなたくさんの人達をはじめ、農業関係者、林業関係者、学校関係者、食品関係者、消費者団体等、数多くの人達と出合うことができ、皆様の御協力で今回の特別講演にこぎつけることができました。是非成功させ、これを契機として「良い歯の会」の輪を広げ語り継いでゆきたいと思います。

4-2　いのち第1号「「良い歯の会」—そのあゆみと報告—」渡辺浅乃

からこそ、ここまでの発展があったものと思っています。

第1号には渡辺さんの記事があり、会の立ち上げの動機も展望も、手に取るように伝わってきます。また出席者からの感想を見ると、食生活を実際に改善する動機として「良い歯の会」が大きな力になっていることがわかります。改善の結果、その効果が正直に体に現れていることもわかります。

「「良い歯の会」のあゆみ〈渡辺浅乃〉」より（いのち第1号、昭和57年9月10日）4-2

私達は毎日、歯槽膿漏やムシ歯に対して、治療やブラッシング指導など一生懸命行なってきました。しかし徹底的に治療をしてもこれ以上回復しないという歯槽膿漏や、ムシ歯のように治療―再発―治療というくり返しの状態を見ていると、口の中の治療だけでは本当の健康は得られないと思うようになりました。（中略）

そこで私達は主に正しい食生活の在り方を理解してもらい病気などはね返す体をつくることを目指して昨年七月から患者さんを対象に「良い歯の会」という勉強会を発足させました。そしてたくさんの人達から食事改善後に驚く程、心身の調子が良くなったとの報告をいただきました。（中略）

「良い歯の会」をふり返ってみると、五十六年七月に始まり五十七年九月で十五回となります。最近四十名を超える出席者で満員となりますが、第一回目の時は十九名でした。第二回目は嵐のような悪天候にもかかわらず十七名の熱心な出席者がありました。回を重ねるごとに出席者も多くなり、輪が広がりました。そして団体などからも講演を依頼されるようになり、五十七年二月から七月までに、高崎、前橋、渋川などで合計十回行ないました。又、第十回「良い歯の会」の時は、上毛新聞社が取材にきました。企画もいろいろ立て、本当の味を知っていただくということで、天然酵母パンや有機農法地粉うどんなどの試食会も行ない好評を得ました。毎月第二土曜日に月一回行なっているものと、各団体から依頼されて不定期的に外で行なうものとを合わせると出席者は一千百名に達しようとしています。

このようなたくさんの人達をはじめ、農業関係者、林業関係者、学校関係者、食品関係者、消費者団体等、数多くの人達と出会うことができ、皆様の御協力で今回の特別講演にこぎつけることができました。是非成功させ、これを契機として「良い歯の会」の輪を広げ、語り継いでゆきたいと思います。

「食生活改善と健康　患者さんからの報告」より（いのち第1号、昭和57年9月10日）

▽仕事のせいもあってなかなか歯科に通う事もできず、薬を使用しての一時的な痛みの緩和で我慢していた私が、とうとう耐えきれず、丸橋歯科に通院するようになってから一年以上もたつ。先生から私の口の中が、もはや悪性の歯槽膿漏に冒されていると告げられたのはその時だった。（中略）

まず、先生の言われるように食生活の改善から始まった。肉類は避け、自然食品に切り換えたのである。また、煙草もやめ、しかし仕事上の付き合いの為、飲酒だけは許してもらったが、私にとってまさに決断の時だった。（中略）

もう駄目だと思った私の歯が、新たな歯として生まれ変わったと共に、体も健康になったという二つの機会を与えてくれた先生や、スタッフの皆さんに心から感謝している。（四十四歳男性）

▽改善する前の食生活の朝食は白米、みそ汁（中味は一品又は二品）のりと漬物、昼食は朝の白米とみそ汁、缶詰又は切身の魚、たらこ等簡単な物と漬物、夕食はパン、豚のヒレ肉料理が最も多く、鍋物、ラーメン（野菜中心）等が主でした。（中略）

改善後は一番大事な主食は胚芽米にして玄米胚芽油を併用、慣れてから押麦を一割、二割とだんだん増やし半々までしましたが、どうも食べにくくて三割位にしています。朝食はこの主食にみそ汁。中味は3～5種類位入れ、以前は化学調味料のだしでしたが、現在は煮干しと出し昆布を入れ、残さず食べています。朝食は納豆、佃煮が多く、昼食の主食とみそ汁は朝と同じで、副食は炒め物、丸干、生野菜等が多く夕食の主食はパンが多く、副食は煮物が多いのです。毎日、小魚、牛乳、豆乳、海藻、大豆製品、緑黄色野菜、根菜類、乾物等を沢山摂取する様に心掛けています。改善前の体は、風邪をひきやすく、慢性の神経痛で内科の先生とは縁が切れず、週に二～三回は必ず通っていました。早く一日が終わればいいなと思った日がよくありました。改善後は、だんだん風邪もひかなくなり、腰の突き刺すような痛み、後頭部のえぐるような痛み、背中の痛み等も大分なおってきて、体の変化がいろいろ表れてきました。前より目がよく見えるようになった、肌荒れが大分なくなった、目覚めがよくなって前日の疲労が大体取れる、体が動きやすいなど。昨年に比べると大分元気になれたので、生命保険に入ろうなんて考えなくてもすむようになりました。

食べ物によって、元気な体、又そうでない体が作られる事と、全てのビタミンとカルシウムが大変不足している事がわかりました。（三十八歳女性）

歯周病・虫歯の妙薬とは？

食生活についての記事では、大きく分けて以下の分類があります。食と体についての分析や調査・報告、それをもとにした私たちの思想に基づく主張、そして具体的な食生活の注意点・レシピです。いのち第4号にも、このうちの二つに関わる記事が掲載されています。

「虫歯一本　でも病根は深い〈渡辺浅乃〉」より（いのち第4号、昭和60年7月10日）4-3

病んだ〝いのち〟の背景には、食の崩壊、家庭の崩壊、さらに農村社会の存立基盤の崩壊と、

虫歯一本 でも病根は深い

丸橋歯科「良い歯の会」
渡辺浅乃

虫歯はなぜできるのでしょうか。科学的にはお口の中の常在菌（ミュータンスと呼ばれる菌）が、食事によって食べ物が取り込まれると活動をはじめ、酸を発生し歯を溶かすといわれています。特に砂糖が入ってくると、ミュータンス菌は驚くほどの速さで砂糖を分解して強い酸を発生し、体の中で一番硬い組織である歯の表面のエナメル質を溶かして虫歯を進行させます。虫歯予防の大きなポイントは、砂糖の制限と食後の正しいブラッシングといえます。

子供の虫歯は親の責任といわれますが、妊娠中、あるいは妊娠以前からしっかりした健康管理が必要です。というのは、胎児の歯胚（しはい＝歯の芽）はなんと妊娠七週目にしてすでにでき、永久歯の歯胚は妊娠七カ月目に準備され始めているからです。甘いものを常食していると、子供の虫歯は胎内から始まっていると考えられます。このように虫歯発生の大きな原因は砂糖の摂り過ぎだとお話ししましたが、現代人の食生活が急激に変化し、全体のバランスが崩れてきたことも大きな原因といえます。

では、現代の食生活の崩壊と、虫歯の発生の関係、そしてこれらの病根に対する私たちの取り組みについて、去年の春、山間部の小学校へ歯科検診に行った時の調査をもとにお話ししてみたいと思います。この小学校は、人里から少し山を登った緑豊かな環境の中にありました。私たちは全生徒四十九人について、次のような調査をしました。虫歯の多い歯の悪い生徒をピックアップして、食生活、家族構成、両親の仕事、視力等を問診しました。

その結果は、虫歯が一本もない子供は見当らず、歯の悪い写真のような子供たちが圧倒的多数を占めていました。食生活も惨たんたるもので、お母さんの手造りの料理をほとんど食べていません。A君はインスタントラーメンを夕ごはんに自分で作って食べるそうですし、Mさんのおやつは甘い菓子や、袋入りの色つきジュースです。町の学校では問題になっている学校給食が、この小学校の子供たちの食生活にとっては、唯一の救いという感じがしました。

新鮮な野菜が採れる環境にありながら、手のかからない加工食品の多用をはじめとする〝食〟の崩壊はなぜ起きたのでしょうか。家庭の様子を問診してみると、それがわかりました。農業のみでは生活が成り立たず、父親は出稼ぎ、母親はパートへと両親が家にいないことが多く、昔からの家長を中心とした家族構成が崩壊してしまった。その結果、食生活は安易な方向へと無残にも崩壊したのでした。

病んだ〝いのち〟の背景には、食の崩壊、家庭の崩壊、さらに農村社会の存立基盤の崩壊と、何重にも厚い壁が立ちはだかっていたのでした。

本当の健康を創造することにより、この壁を克服しようとする私たちの思いから考えると、この小学校の子供たちの虫歯を治療するだけでは、（すぐに虫歯は再発するでしょうし）本当の健康を得たことにはなりません。その背景にある生活、環境、社会をも含めて変えていかなければならないと考えるからです。しかしこの作業は到底一人の力で実現できるものではありません。一人でも多くの人々と思いを同じにして現実を変えていくため、私たちは「良い歯の会」の活動を通して訴えています。

虫歯予防から大変かけ離れたことのように思うかもしれませんが、いちばん重要で確実な道と私は考えます。

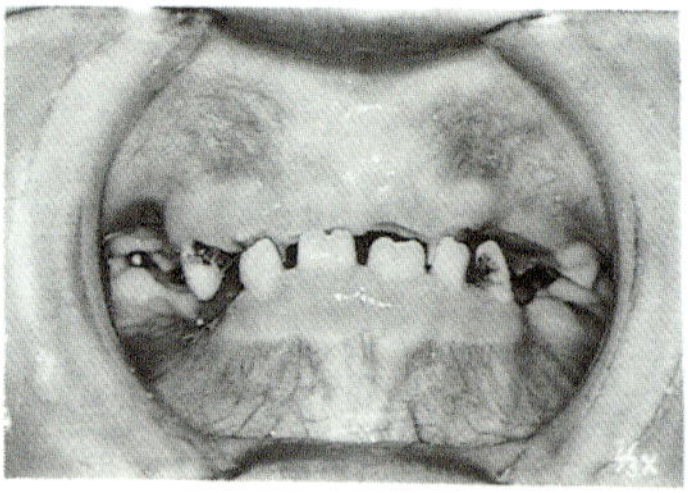

歯の悪いグループに選ばれた子供の口の中
健全な歯は殆んどありません

何重にも厚い壁が立ちはだかっていたのでした。

本当の健康を創造することにより、この壁を克服しようとする私たちの思いから考えると、この小学校の子供たち〔編注：歯科検診を行った、緑豊かな山間部の小学校の児童のこと。虫歯のない子は一人もいず、歯の悪い子が圧倒的多数を占めた〕の虫歯を治療するだけでは、（すぐに虫歯は再発するでしょうし）本当の健康を得たことにはなりません。その背景にある生活、環境、社会をも含めて変えていかなければならないと考えるからです。しかしこの作業は到底一人の力で実現できるものではありません。一人でも多くの人々と思いを同じにして現実を変えていくため、私たちは「良い歯の会」の活動を通して訴えています。

虫歯予防から大変かけ離れたことのように思うかもしれませんが、いちばん重要で確実な道と私は考えます。

「健康的な食生活の要点〈渡辺〉」より（いのち第4号、昭和60年7月10日）

具体的なポイントにふれる前に食生活は本来、その土地で採れるものを自分で作り、料理も全て手造りが原則ということをお忘れなく。

主食　未精白穀物を使うことが基本です。（三分か五分づき米）パンは国産小麦を天然酵母で焼いたものなら最高。

麦・そば・あわ・きびなど多種類をとるとよい。

いも類を主食とするのも良い。

たん白源　大豆、大豆製品をはじめとする植物性たん白を主とする。（一日のめやす大豆五粒、豆腐1／3丁、高野豆腐一枚、すりごま大さじ2）

動物性たん白は、全体の1／3くらいに控え、肉より魚を主とし、赤身よりも白身魚、小魚を使うとよい。

脂肪　植物脂肪を中心に、精製していない無添加の紅花油・ごま油・なたね油を中心に。

野菜　キュウリ、トマト、レタスなどの淡色野菜より、小松菜、大根葉、人参、かぼちゃなどの緑の濃い緑黄色野菜を積極的に増やす。

しかも有機農法無農薬で、新鮮な旬のものの方が栄養価にすぐれています。

多種類のものを毎日とるように。（一日のめやす小松菜三～四株、人参1／3本、キャベツ中葉一枚、玉ねぎ1／2個、大根2cm厚さ、れんこん1／5節）

海草　長寿村では海草を常食としています。種々のミネラルや繊維が豊富なので代謝調節に有効です。ひじき、わかめ、のり、昆布など少量でよいから毎食に。

未精白穀物、大豆・大豆製品、小魚、ごま、緑黄色野菜、海草は毎日あるいは毎食。

逆に制限したい食品は、精白穀物、肉類、赤身魚、動物性脂肪、砂糖（摂取しなくても可）、塩です。総カロリーは一、八〇〇キロカロリーと少し控え目に。

しかし健全な食生活を定着させるには多くの難しさも含んでいます。特に子育てに関しては、いくつもの泣き笑いの報告があります。

「虫歯を作らない難かしさ…」より（いのち第4号、昭和60年7月10日）

子供が初めて虫歯を作った時のショックは今も忘れません。つい子供を責めましたら「ママごめんなさい、もう良くわかったからそれ以上言わないで」と言われた時、私は恥ずかしい思いでいっぱいでした。（中略）

小さい時は子供は親の一部の様に一緒に食べ一緒に歯を磨く生活でしたが、大きくなるにつれ子供は一人の人間として考えや行動が別のものになり親からの一方的な意見では通じなくなってしまいました。（中略）

今せめてしてあげられる事は、朝夕の食事をバランス良くきちんとしてあげる事だと思います。

この感想を寄せてくださったお母さんは、かつて悪い歯がたくさんあり、当院で治療を受け、会でも勉強していた方です。すると素晴らしい結果が表れました。結婚後、十年間も子供に恵まれず悩んでいたのですが、当院で歯を完全に治し、食生活が改善したところ、あきらめていた子宝に恵まれたのです。ですがその子供に虫歯を作ってしまったと、この方は悲しまれまし

た。しかしその後、生活をあらため、歯も体もピカピカの子供を育てたのです。人間は現代社会という大きな流れから離れて自由に生きることは難しいですから、このお母さんの仕事は偉大だったと思います。

私はお母さんの知性が輝くほど、子供の歯も輝くと確信しています。つまり〝理解こそ妙薬〟なのです。

子供の理解は大人より優れている

「いのち」第5号には「咬めない子供たち　いま保育園では…」という、保育士の方からの寄稿記事があります。完全給食のこの保育園では、カレーライス、サンドイッチ、うどんといった人気メニューに対して、竹の子ごはん、焼魚、きゅうりの丸かじりといったメニューには人気がないことが報告されています。人気、不人気の分かれ目は〝咬むのに力が必要かどうか〟。にぼしや竹の子といった咬むメニューが出ると「せんせい、かたいよー」といって残す子供が続出したそうです。

ですが会に出席した子供たちの声に耳を傾けてみると、きちんと教えてもらうことで、子供たちは実に素直に、歯についての理解を深める力があることがわかります。

「「良い歯の会」出席者アンケートより〈子供編〉」（いのち第5号、昭和61年8月1日）

「良い歯の会」に参加した子供たちは、思いのほか素直に話の内容をとらえているようです。

◇……◇……◇

▽たべることやいろいろなことをおしえてくれて、とてもべんきょうになった。（八歳女児）

▽海そうや野菜を今までよりいっぱい食べようと思う。（十一歳女児）

▽白米、インスタント食品など食べず、自然の物をいっぱい食べようと思います。しょくせいかつがおかしいと、自分の体もだめになる。人間は地球をだめにする。（十一歳男児）

▽こんどから、あまり甘い物、缶コーラなどを食べすぎないようにしたいです。よく食べ物をかむようにしたい。やさいをもっと食べたい。清涼飲料をのむと、骨がだめになってしまうのでこわい。（十二歳女児）

▽てんか物の入った食品は体によくないので、できるだけ食べないようにしたいと思った。しそうのうろうであごのほねがとけているのが、おそろしいと思った。これからは、もっと歯を大切にしようと思った。やせいどうぶつと、かわれているどうぶつのほねのちがいが印象に残った。（十二歳女児）

そもそも、大人よりも子供の方がずっと、知識の消化・吸収力があるのです。会は、子供にこそ出てもらいたい、大きな教育効果を上げる場です。虫歯がなく、目が明るく輝く子供たちが、会から大勢育ってゆきました。

食文化といのちの荒廃に目を向ける

会での勉強の効果は大きく、それまで難治性と言われていた歯周病が驚くほどよくなり、虫歯のない子供たちが育ち、健康な家族が増えました。食を改善する効果が表れるにつれ、もう一つの深刻な異常に、私の目が向くようになりました。

それは、軟かい現代食がもたらす顎の退化と歯列、そして咬み合わせの異常です。軟食の結果、現代人の顎はどんどん小さくなり、顎の骨の上に整列しきれない歯が乱れた歯列を作ります。このことで上下の歯の咬み合わせが狂って、下顎の位置が偏位する若者が増加してきていたのです。これは顔の歪みという外観的な異常にとどまらず、極めて深刻な体と心の異常を出現させていることがわかってきました。体力、気力の低下、身心の不定愁訴に苦しむ患者さんが、目立って増加してきたのです。

歯周病は、骨が弱くなって起こりやすいという、いわば質的な退化であるのに対し、歯列や顎、姿勢の歪みという形態的な退化が、人間の体と心の機能にトラブルを生じさせているように、私には見えました。「いのち」の記事も次第に、歯周病や虫歯の問題だけではなく、身心全体に関心を向けてゆくようになります。

「子供たちに見られる身心の荒廃　克服の道を真剣に考えてください〈丸橋賢〉」より

（いのち第5号、昭和61年8月1日）4-4

私たちの祖先は、みんな美しく整った歯並びをしていました。しかし、現在の子供たちの中から、美しい歯並びの子供を探すことは大変困難になってしまいました。毎年六月に行われる〝良い歯のコンクール〟に代表として送る子供を選ぶのにも、歯並びの良い子供が見つからなくて困るのが実情です。**写真❶**［編注：74ページ4-4上段写真参照］のような乱杭歯の子供が一般的になってしまったのです。（中略）

前述のように、最近の子供たちの歯並びが混乱しているのは顎骨が退化し、大きくならなくなったために、歯が並びきれなくなったためです。しかし、多くの人が、たかが歯並びと思い、事態の重大さを受け止めていないのは心配です。（中略）

私は、精神的問題に関して、授乳方法も大きな影響を与えていると考えています。母乳は一生懸命に吸わないと出ませんから、生れて初めてお腹がすき、お乳を飲む時、食物を摂ることには努力が必要なのだということがインプットされると思われます。これが生きるための努力の姿勢も育てていると思います。安易に出る人工乳では、努力の不要な姿勢がインプットされると思われます。そのような子供は、離乳食になっても咬むのが嫌いです。

子供の死亡率のトップは、病気では癌で、アレルギーは戦前の百倍以上と言われています。

「良い歯の会」機関紙

いのち

第5号

発行
丸橋歯科「良い歯の会」
発行所 高崎市連雀町91
TEL23－9524

医・農・智

緑が失われてゆく
大地が荒れ果ててゆく
大気が汚染されてゆく
そんな地球の叫びが聞こえる
いのちの声さんざめく
この地球を
私達は救うことができるのだろうか。

いま
人間の　叡智を信じたい
人間の　愛を信じたい
（すずき）

子供たちに見られる身心の荒廃

克服の道を真剣に考えてください

丸橋　賢

崩れた歯並びの子供ばかり

私たちの祖先は、みんな美しく整った歯並びをしていました。しかし、現在の子供たちの中から、美しい歯並びの子供を探すことは大変困難になってしまいました。毎年六月に行われる〝良い歯のコンクール〟に代表として送る子供を選ぶのにも、歯並びの良い子供が見つからなくて困るのが実情です。写真❶のような乱杭歯の子供が一般的になってしまったのです。

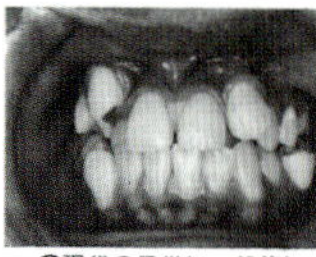

❶現代の子供に一般的になってしまった乱杭歯

縄文時代の日本人の骨を調べると、歯並びの悪い例は八・九%しか認められません。それが古墳時代（今から約一六〇〇年前）には二七・三%に増加し、江戸時代（約二〇〇年前）には四三・八%に増加しました。現代の子供の歯をくわしく調べれば、きっと九五%以上がディスクレパンシィと言って、歯並びの不調和が認められるはずです。

最近、三歳児の歯並びの調査をしてみてもそれを確認できました。乳歯列では、将来永久歯が出てきても美しく整列できるように、歯と歯の間に成長空隙と呼ばれる隙間があります。写真❷が成長空隙のある正常な乳歯列で、このような子供は永久歯になっても整った歯並びになります。ところが、調査の結果は表の通りで、空隙のある子供は三三%しか認められず、それもスペースが非常に小さいのです。十分なスペースを持っている子供はほとんど見られませんでした。従って、この三歳児たちのほとんどが、写真❶のような永久歯になると思われます。

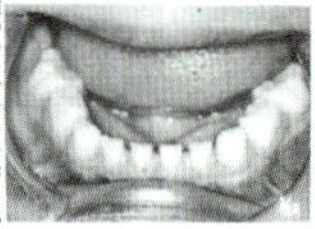

❷成長空隙のある正常な乳歯列（4歳児）

表の結果から、乱杭歯（クラウディング）の子供の内、母乳で育てられた割合が二七%であるのに対し、乳歯同志がくっつき、スペースのない子供は四七%が母乳、スペースのある子供は五六%が母乳で育てられていたこともわかりました。授乳方法により、歯並びが大きな影響を受けるようです。

退化する顎骨

前述のように、最近の子供たちの歯並びが混乱しているのは顎骨が退化し、大きくならなくなったために、歯が並びきれなくなったためです。しかし、多くの人が、たかが歯並びと思い、事態の重大さを受け止めていないのは心配です。

顎骨の退化が起こる原因は、母乳での育児が減少し、人工乳化したこと、甘くて軟らかくてこってりした物ばかり食べるようになったことです。母乳は、一生懸命に吸わないと出ませんが、人工乳は簡単に出て、顎骨や筋肉等が発達しません。もちろん栄養も異ります。また、甘くて軟らかくてこってりしたものは、咬む必要がなく、運動量が不足するばかりか、栄養的にも大きな問題があります。大切なカルシウムをはじめとするミネラル、食繊維等を除去し、砂糖、脂肪が高いのが、そのような食事で、身体を大きくするばかりで丈夫にしてくれないのです。

この結果、顎骨は小さくなるだけではなく、質的にもブロックのように多孔質で弱い骨になってしまいます。そして、このような退化は下顎骨、上顎骨、頭蓋骨全体に進行し、次のような重大な結果をもたらします。

①視力の低下

歯が悪い子供は視力が弱い。このような結果がはっきり表われています。私たちの調査によると、N小学校の生徒で、視力が一・〇未満の子供は一六%ですが、歯が非常に悪い子供が多いS小学校では四三%もの子供が一・〇未満です。

顎骨が退化し、形態が変わると、骨に固定されている目のレンズ（水晶体）の位置が変化します。その結果、遠視や近視が増加します。しかも、遠視の子供には問題児童が多いと発表されています。

②精神的耐久力の低下

歯をくいしばって頑張る、という言葉が昔からありますが、スポーツ選手でも、くいしばる歯がなくなると弱くなります。現代の子供の多くは、顎が弱く、歯並びも悪く、しっかりくいしばることが出来ません。精神的な耐久力のない子供が多いのは、この影響も多いと言われています。また頭蓋骨の変化も影響を与えているはずです。

私は、精神的問題に関して、授乳方法も大きな影響を与えていると考えています。母乳は一生懸命に吸わないと出ませんから、生れて初めてお腹がすき、お乳を飲む時、食物を摂ることには努力が必要なのだということがインプットされると思われます。これが生きるための努力の姿勢も育てていると思います。安易に出る人工乳では、努力の不要な姿勢がインプットされると思われます。そのような子供は、離乳食になっても咬むのが嫌いです。

全身にも表れている変化を、どう克服するか

子供の死亡率のトップは、病気では癌で、アレルギーは戦前の百倍以上と言われています。このような変化が、口腔内のみでなく全身に表われているのです。

私は訴えたいと思います。耳を澄ませていのちの声を聞き、その求めに沿った生き方を取り戻していただきたいのです。それだけが生活を踏みはずした結果がもたらした現代病と退化を克服できる道であると信じています。

〈表〉歯列の状態と授乳方法の割合

（　）内は人数

歯列の状態	授乳方法	パーセント
クラウディング 28%(15)	母　乳(4)	27%
	人工乳(2)	13
	混合乳(9)	60
スペースなし 39%(21)	母　乳(10)	47%
	人工乳(2)	10
	混合乳(9)	43
正　常 33%(18)	母　乳(10)	56%
	人工乳(4)	22
	混合乳(4)	22

4-4 いのち第5号「子供たちに見られる身心の荒廃　克服の道を真剣に考えてください」丸橋賢

このような変化が、口腔内のみでなく全身に表われているのです。

私は訴えたいと思います。耳を澄ませていのちの声を聞き、その求めに沿った生き方を取り戻していただきたいのです。それだけが生活を踏みはずした結果がもたらした現代病と退化を克服できる道であると信じています。

歯周病や虫歯対策だけではなく、使わないことによって起きる退化を克服する生き方の提唱が、次第に急務となりました。それほど急速に、咬まないことによって生じる人間の身心に起きる機能障害が、社会問題になってきたのです。「咬むことにはこんな効果が」（いのち第5号、昭和61年8月1日）4-5で重点的に示したのは、咬む食事のすすめでした。ここでは、咬むことの役割として、肥満を防ぐ、がんを防ぐ、顎を発達させる、虫歯、歯槽膿漏、顎関節症を予防する、といった効能をあげています。また「お料理メモ　咬む力をつけよう！」では咬む力をつけるためのレシピとして、煮干しのおろし和えを紹介しました。

癒しの思想を源泉に

会を貫く私の思想は、処女作『癒しの思想』を源泉とした一貫する流れになっています。さらに経験や勉強、その時々の課題を乗り越えることで発展し、深く、広く、逞しいものに成長

咬むことにはこんな効果が

咬むことは、食物の消化、吸収を良くすることが本来の役割ですが、この他に次のようなたくさんの重要な役割をしています。

●肥満を防ぐ（成人病を予防）

よく咬むと、だ液がたくさん出るので満腹感が早くなる。またそしゃく運動によって、大脳にある中枢が刺激され、食物摂取量のコントロールが可能となるため、肥満防止につながり成人病も予防できる。

●ガンを防ぐ

同志社大学の西岡一教授の実験によると、だ液の中の酵素の働きで、ほとんどの発ガン物質がその毒性を消すか減じたそうです。だ液は一日に約一リットル分泌され、よく咬めば咬むほど増加します。一口三十回以上咬むと効果があります。

また、口腔科学研究所の中島幸一先生によると、よく咬むと、食物繊維の面がたくさんできるため、強力な発ガン物質ニトロソアミンもたくさん吸着されてしまうそうです。

●アゴを発達させる（歯並びをよくする）

最近の子供たちには、八重歯や乱杭歯が多く見られます。これはアゴの発育不良のためです。よく咬むことで、アゴや顔面が発育します。アゴの正しい発育の第一歩は、母乳育児から始まります。

●むし歯、歯槽膿漏、アゴの関節症を予防する

食べかすがつくと、むし歯や歯槽膿漏が進行します。硬い食べ物を咬むことで歯の汚れを落とす効果があり、だ液による自浄作用で、食べかすを洗い流す効果も期待できます。

●老化を防止する

だ液の中のパロチンという老化防止ホルモンが出る

●発音を正しくさせる

●姿勢を良くする

●脳を刺激し活力を与える（知能指数が上がる）

●正常な視力を形成する

〈渡辺〉

お料理メモ

咬む力をつけよう！

ニボシのおろし合え

<材料>ニボシ（田作りでもおいしい）
小麦粉、揚げ油
大根

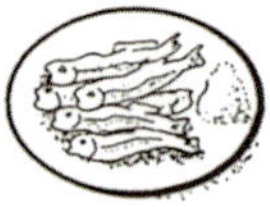

<作り方>ニボシに水でといた小麦粉をまぶし、カリッと揚げ、大根おろしをかけて食べる。

大豆の鉄火みそ

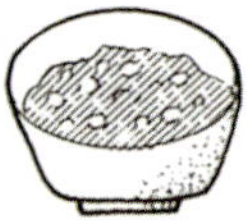

<材料>大豆、揚げ油、みそ
<作り方>大豆を1晩水につけておく。水を切り、油で7～8分炒る。みそを加え、さらに炒ってできあがり。

4-5 いのち第5号「咬むことにはこんな効果が」「お料理メモ　咬む力をつけよう！」

してきたと思います。

会を始めた直接の動機は、当時難治性と言われた歯周病を根本的に治すためには乱れた食生活を健全なものに改善するしかない、そのためには食について学び考える場が不可欠だ、というものでした。ただし会の発足当初から、食生活の学習にばかり注力していたかというと、そうではありません。

「いのち」第1号（昭和57年9月10日）の一面に、「特別講演〈生存の条件〉開催へ」という記事を掲載しました。植物生態学者で横浜国立大学教授（当時）の宮脇昭先生に「人類は生きのびられるか」と題した特別講演を依頼し、私は「現代の食生活がもたらす心身の荒廃について」という話をしました。自然や社会という環境の中で、現代社会や個人の生命を重ね合わせてとらえる視点が、ここにも明確に表れています。

第2号（昭和58年11月1日）では「共同のテーブル〈自然といのちを守る県民会議〉発足」という記事を掲載しました。私が代表世話人となって多くの団体や個人が結集した会で、これもその名の通り、生命が生きる舞台としての自然を考え、自分たちの手で護ろうとするものです。松くい虫防除の名目で行われていた、観音山での農薬の空中散布を中止させたり、産業廃棄物処分場の建設を阻止したり、里山に樫の植樹会を行ったりと実績を上げ、良識と行動力のある知識人がたくさん参加し、行政も理解と協力をしてくれました。

並行して、文化環境の問題、食生活の問題、全人歯科医学の確立などの課題への取り組み、種々の圧力をはねのけてきた過程も、「いのち」では取り上げてきました。病いや健康といった個の生命状態を見つめる目から出発し、自然や社会や人類学といった全体性を見る視野に展開したのち、再び個人の知性のあり方を考える原点に立ち戻って思索する。これらは一見するととりとめもなく見えますが、振り返ってみると、この往復運動を繰り返しながら視界を広げてきた歴史が、機関紙「いのち」には刻まれているのです。

第5章

文化の誤った流れを変革する姿勢

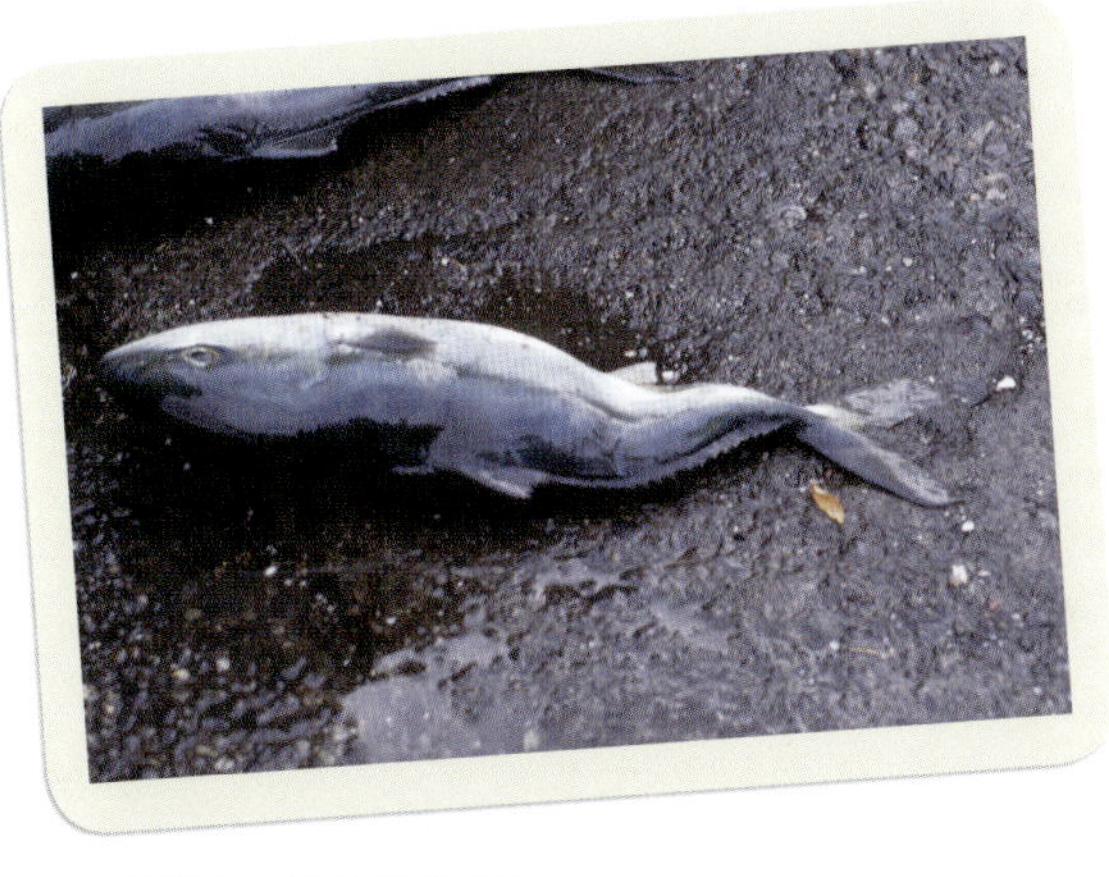

養殖場で見た背曲がりハマチ

食と農の常識を疑え

「良い歯の会」が六年目を迎える頃は、定員四十名の小さな教室に六十名もの参加者があふれる状態になっていました。外部団体からの依頼で毎週、全国へ講演にも出かけるようにもなりました。

その頃の「いのち」では、歯の問題のみならず、農業、漁業、食品の問題についても、積極的に発言をしました。記事タイトルをあげるだけでも、当時の雰囲気はわかっていただけるかと思います。

「近代養鶏の現状〈農業・磯貝一雄〉」（いのち第5号、昭和61年8月1日）

「ハマチの養殖場を見学して〈渡辺浅乃〉」（いのち第5号、昭和61年8月1日）5-1

「私たちの食べているブタ肉は？〈宮崎県延岡保健所獣医師・川嶋健次〉」（いのち第6号、昭和62年8月25日）

問題に対して、正しい道を探る努力をしている人々の記事も取り上げました。

「有機農業を志して〈大塚一吉〉」（いのち第5号、昭和61年8月1日）5-2

「正しい農業の道を求めて〈埼玉県自然農法・須賀一男〉」（いのち第6号、昭和62年8月25日）5-3

5-1

いのち第5号「ハマチの養殖場を見学して」渡辺浅乃

ハマチの養殖場を見学して

「良い歯の会」
渡辺　浅乃

最近、養殖魚が増えていることはご存知だと思いますが、沼津で見てきたハマチの養殖の現状を報告します。

船に乗り、十メートル四方のイケスが並ぶ養殖場に着く。こんな汚れた水の中で飼っていることにまず驚いた。狭いイケスの中にエサを投げ込むと、密飼いされたハマチがワッと飛びついてきた。エサはサバやイワシのミンチか、フィッシュミールなどで、ハマチ一㌔をつくるのにエサ九㌔かかるという効率の悪さです。

浜にもどり、ハマチの出荷の様子を見ることができた。船底から引き上げられたハマチは氷詰めにされて出荷されるが、この時、背曲りハマチがはじき出されます。その率は、〇・五㌫くらいということで、土の上にころがっている背曲りハマチの光景は異様でした。（左下写真）

原因についてきいてみると、密飼いするため病気が発生しやすく大量死を招くため、抗生剤を与えることや、細菌が脳に入るためではないかということです。どの位死ぬかというと、稚魚の時、七割、二・五㌔位の出荷サイズになってから二割死ぬそうです。細菌性の病気で死ぬので、予防対策として抗生剤（テラマイシン）や栄養剤を与えているわけです。

採算についてきいてみると、最盛期は年間四億円でしたが、現在は一億五千万円と約三分の一。売り上げの減少した原因は、密飼いによる大量死で歩留まりが悪いということ、そしてそのための薬代がかかること、その他油代、人権費、エサ代などの値上がりということです。なんと売り上げの半分はエサ代なのです。

このようにお金をかけて作り、しかも危険な養殖魚を食べなくても、安くて安全なサバ、イワシなどを利用すべきではないでしょうか。養殖魚がどれほど危険なのか千葉大医学部の実験をご紹介しましょう。養殖の背曲りハマチをミンチにしてマウスに食べさせたら、マウスの骨も曲り始めたそうです。

養殖魚の代表はハマチ、ウナギですが、その他マダイ、マアジ、シマアジ、クルマエビ、コイ、ニジマス、アユ、フナ等多種です。

最後に、背曲りハマチの行方ですが、切身となって店頭に並ぶそうです。

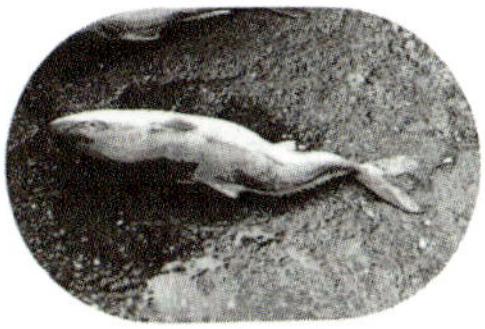

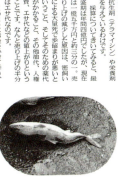

背曲りハマチ

5-2

いのち第5号「有機農業を志して」大塚一吉

有機農業を志して

大塚　一吉

東京でのサラリーマン生活にピリオドを打ち、有機農業を始めて四カ月が過ぎました。今までは、土木の設計という、農業とはほとんど無縁の職業についていました。農家の長男として生まれ、幼い頃少しだけ農作業を手伝った程度の私が、突然百姓をやりたい、それも農薬も化学肥料も使わない有機農業ということで両親も驚き、ただただ反対されました。（農薬も化学肥料も使わずに作物ができるはずがない。斜陽の一途をたどっている農業を今更やらなくてもいい、等の理由で）。

企業の中堅社員として、それ程不満もない毎日を送っていた私が、少しずつ有機農業に関心を持ち始めたのは、今から二年程前、消費者として無農薬有機野菜の産直運動にかかわった頃からでした。たかが野菜がきっかけとなり、一億半病人とまでいわれる健康問題、日本の食糧自給率の低下の問題、そして農薬の多用による環境破壊の問題等を考えるまでに発展しました。そして思った事は、これらの問題は能率優先の工業化社会（今の農業も工業化している）の中で生じてきたもので、他産業にあまり依存することなく、本音で生きられる部分を多く持つ農業がもう少し見直されてもいいのではないか、と感じる様になりました。その頃から、実家にある田畑、家畜等の生産基盤を大事にして、その後継者として、しかも有機農業という方法でやってみようという気持ちになりました。

帰農してはや四カ月、この間、桑畑の開墾、堆肥作り、二十五種類の野菜の種まき、消費者捜し等目まぐるしい毎日が続いています。精神論から出発した有機農業もどこかに吹き飛んでしまい、今では毎日野菜作りの労働に追われています。今までのサラリーマン生活に比べ、収入は比較にならない程下がってしまいましたが、満員の通勤電車からは解放され、時間の拘束もなく、自分の思い通りに仕事ができる百姓はまた楽しいものです。私の家族も、都会の生活では経験することのできなかった自然に触れ、にわとり、チャボ、豚、子犬達と一緒にのびのびと過ごしています。

有機農業に切り換えた場合、作物がなかなかできないと言われていますが、今のところ比較的順調に育っており、日本の気象条件の良さと堆肥の威力に驚いています。また、私を応援してくれる消費者の方も少しずつ増えてきて、親の協力も得られ、これからというところです。

薬漬け農業の問題を抜きには語れません。農水省の作成した「植物防疫事業の概要」によれば、播種から収穫までの農薬散布回数は全国平均で、キュウリ23・4回、トマト16・3回、ナス20・5回となっており、単位面積当たりの農薬使用量はアメリカ合衆国の約十倍というすさまじい現実があります。

しかし、見映えの良い製品を作るつもりで取り組まない事には、市場で評価さないという現実を考えれば、今の農業を簡単には批判できないと思います。やはり消費者一人一人が見た目の形にとらわれないで、安全で栄養価の高い食べ物を求めるという気持ちを持つ事が問題解決の早道だと思います。

これからも土に根ざし、土を愛する百姓を目指してがんばりたいと思います。

第６号　いのち　昭和62年８月25日　（４）

正しい農業の道を求めて

埼玉県自然農法　須賀　一男

　昭和二十三年、十五歳の時、肝臓を患いそれがもとで、色々な病気を併発し、医師に見放される程でした。縁あって世界救世教に入信、自然農法の教えをうけました。

　創始者である岡田茂吉師は、現在おきている農薬公害を、すでに昭和の初期に予見され、化学肥料や農薬、あるいは人畜の糞尿などに依存する現代農業の誤りを強く指摘され、自然を尊重し自然の摂理に従った農業こそ、正しい農業のあり方であり、人類が永遠に繁栄することの出来うる道であると説かれています。

　戦後、食糧増産のため化学肥料や農薬がどんどん使われるようになりました。今は製造禁止となり使われていませんが、ホリドール、パラチオン、DDTやBHCなど、強力な農薬が、何の疑いもなく田畑に使われていきました。この様な危険な農業が続けられていったなら、とんでもないことになりはしないか。土壌は破壊されるし、そこから生産された食物が、はたして安心して食べることが出来るだろうかと、農業の将来に対する大きな危機感から、自然農法に取り組む決意をしたのであります。

　しかしまだ自然農法は技術的にも確立されていない時代でしたので失敗の連続でした。

　そこでまず身近な野山に直接行って観察し自然がどの様な仕組みや営みをしているかを学ぶことから始めました。はじめて野山の土に触れた時の驚きは大変なものでした。母なる大地といわれますが、まさしく土こそ生命の根源であるということを実感しました。本当に土は生きものであります。

　無数の土壌動物が働いて土を耕し根張や保水排水の機能を高め、また落葉や枯草を分解して植物の養分をつくり出しています。

　私達人間の出来ることは、これらの土の中の生きものが喜び、働きやすいようにお手伝いすることです。これが農業の本来のあり方で、自然農法の大切なポイントでありました。

　手近にある落葉や土手の草などを集め堆肥にし（自然農法では自然堆肥と呼んでいる）、土に混入したり、あるいはまた敷草などをして育土（土づくりのこと）につとめましたところ、土がよみがえって来まして土は軟かくなり、水もちや排水が良くなり、何でも立派なものが出来るようになりました。今まで化学農法では連作が出来ない様なものでも連作が出来るようになり、品質も向上して来ました。

　ピーマンなども連作をきらう作物とされてきましたが、十五年近く連作したこともあります。現在は他の畑で作っており、今年で三年目ですが良い成績です。

　自然農法の特徴は化学肥料や農薬で無理に生長させることがないから過繁茂することはなく、葉は小さく光沢があり節がつまって、がっちりと育ち、葉がたれることがないから良く光線があたるため病気にならないし、実のつきが良いようです。

　穫れたものは調和のとれた形と、なんともいえない味や香り、密度や日もちのよさなど、本当に驚いてしまいます。玉ネギなど堅くしまり、生で水にさらさなくても甘く、人参なども密度高く芯の方まで赤く充実しており、人参独特の香り、味も淡白で子供さん達も喜んで食べるそうです。春人参を六月上旬まで収穫致しますが最後に収穫したものを冷蔵庫に入れておきますと、秋まで食べられ、途中で芽が出たり根が出て来たりして、その生命力の強さには驚かされます。

　土が清浄になり健康になってくるに従い病虫害もだんだん少なくなり、現在二町五反の田畑を耕しておりますが、まったく化学肥料や農薬を使用することなく農業を営むようになりました。

　現代農業はこの素晴しい自然の仕組みや営みを無視し、人間の御都合主義から化学肥料や農薬をもって土壌を破壊し作物を弱体化して病虫害の発生を増々うながし、土壌消毒までしなければ作物が出来ないようなところまできてしまいました。

　今、農業をとりまく情勢は誠に厳しいものがあります。その中でも、化学肥料や農薬による環境破壊こそ一番の重大な問題かと思います。人類にとって本当にかけがえのないこの大地であります。化学肥料や農薬が使われ始めて、地球の歴史からいえば、ほんの僅かな時でありますが、自然の法則にはずれたことによる大きな代償をはらわなければならない訳であります。

　今こそ農民だけでなく総ぐるみで考え改善していく時が来ていると痛感致します。そして農業を、次代の人々に本当に正しい姿でバトンタッチしたいものと強く願うものです。

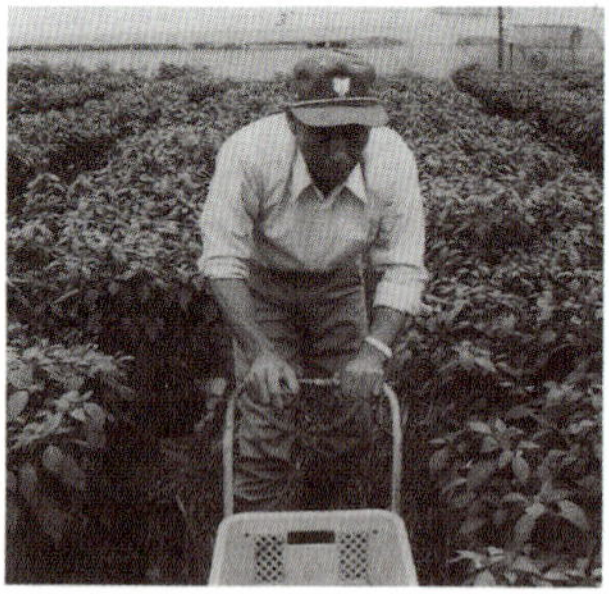
須賀さんの丹精こめた野菜畑（ピーマンの収穫、連作３年）

5-3 いのち第６号「正しい農業の道を求めて」須賀一男

私自身も、食とそれを取り囲む人間の営みを反省する記事を掲載しました。久々に生家に帰った時に、すずめの姿が全くといっていいほど見当たらなかったことから稿を起こしています。レイチェル・カーソンの名著『沈黙の春（サイレント・スプリング）』そのままの光景が、私の育った土地にも広がっていることを書いています。

「いのちを育む食・滅ぼす食　すずめが死に絶えた村にて〈丸橋賢〉」より

（いのち第7号、昭和63年6月1日）5-4

五月の連休を利用して、私はいま、久し振りに生家に帰っています。町村合併前は坂上村と呼ばれたこの山里は、いま萌える新緑の山々に囲まれ、暖かすぎる真昼の陽をためています。走る車もない道に沿って点在する農家の庭先には、雪柳、小でまり、れんぎょう、つつじ等、花々が咲き乱れています。（中略）平和で美しい、私が少年であった頃と変わることのない春爛漫です。

が、何と静かな春なのか、ふと気が遠くなる思いです。子供の遊ぶ声はなく、鳥のさえずりも聞こえません。昨夜、耳を澄ませても、蛙の声も聞こえませんでした。

実は、今朝やっとこの村で雀を二羽見つけました。この正月、帰省した私に、この村で最近雀が見かけられなくなったと父が告げて以来、私はこの村で雀を探していたのです。（中略）

今、この山村で、春の闇を震るわして鳴いた蛙の声は絶え、夏の林が割れるように響いた蝉の声はありません。空をうるさい程に飛んだトンボは消え、ホタルは見られず、ヘビまで見かけなくなりました。レイチェル・カーソンの名著、サイレント・スプリング「沈黙の春」そのままの村になってしまったのです。若葉は萌え、花は美しいけれど、この村の風景は深く傷ついていると思われます。

一方、畑では春とともにいっせいに農薬が散布されています。この農薬の登場こそ、山里からあらゆるいのちを奪っていった犯人なのです。野や山、河から、あれ程盛んに生きていたいのちが消え、そのような薬づけの方法で私たちの食べものも生産され、供給されます。おまけに、松枯れ対策だと言って、効果もないのに観音山にはスミチオンが多量にまかれます。いのちを見つめてきた私には、それがどんな危害をあらゆるいのちに加えるのか、よく見えます。心ないこのような愚行を、もう止めさせたいと思います。(中略)

生きものとしての人間のいのちが求めているのは、基本的には自然によって育まれた食べものなのです。それを新鮮なうちになるべく手をかけず、全体食することがよいのです。いのちの声を聞きとり、その求めに沿って、いのちを育む食生活をしていただきたいと心から希望します。

同じ視点から、日本大学教授(当時)の田村豊幸先生より「忍びよる子どもの早死」(いのち第7号、昭和63年6月1日)5-4という記事を寄稿いただいています。

「良い歯の会」機関紙
いのち

医・農・智

第7号
発行
丸橋歯科「良い歯の会」
発行所　高崎市連雀町91
TEL.0273-23-9524

いのちを守る戦いを
決してあきらめないこと
いつも願い続けることで
小さな光が
やがてきらめく
ひとりひとりの　精一杯の光を
伝え　育みたい
手から　手へ
いのちから　いのちへ
い・の・ち（すずき）

いのちを育む食・滅ぼす食

すずめが死に絶えた村にて

丸橋　賢

五月の連休を利用して、私はいま、久し振りに生家に帰っています。町村合併前は坂上村と呼ばれたこの山里は、いま萌える新緑の山々に囲まれ、暖かすぎる真昼の陽をためています。走る車もない道に沿って点在する農家の庭先には、雪柳、小でまり、れんぎょう、つつじ等、花々が咲き乱れています。向かいの山裾に一軒だけある農家には、最近男の子が産まれたに違いありません。大きな鯉のぼりが美しい緑の中にひときわ鮮やかに泳いでいます。平和で美しい、私が少年であった頃と変わることのない春爛漫です。

が、何と静かな春なのか、ふと気が遠くなる思いです。子供の遊ぶ声はなく、鳥のさえずりも聞こえません。昨夜、耳を澄ませても、蛙の声も聞こえませんでした。

実は、今朝やっとこの村で雀を二羽見つけました。この正月、帰省した私に、この村で最近雀が見かけられなくなったと父が告げていたのです。以来、私はこの村で雀を探していたのです。お正月だからお米を食べさせようと庭先に撒いたけれど、食べに来る雀は一羽もいない、この村から雀はいなくなってしまったと、父は語ったのでした。

本当に雀は見かけられませんでした。昔は村の屋根や電線、庭の植木に鈴なりにとまっていたのに、あんなに沢山いた雀が消えてしまったのです。朝はうるさい程の雀のさえずりで目を覚ましたのに、その雀が不思議な程あっけなく、姿を消してしまいました。その雀を、今朝やっと二羽だけ見つけたのです。今、この山村で、春の闇を震るわして鳴いた蛙の声は絶え、夏の林が割れるように響いた蝉の声はありません。空をうるさい程に飛んだトンボは消え、ホタルは見られず、ヘビまで見かけなくなりました。レイチェル・カーソンの名著、サイレント・スプリング「沈黙の春」そのままの村になってしまったのです。若葉は萌え、花は美しいけれど、この村の風景は深く傷ついていると思われます。

一方、畑では春とともにいっせいに農薬が散布されています。この農薬の登場こそ、山里からあらゆるいのちを奪っていった犯人なのです。野や山、河から、あれ程盛んに生きていたいのちが消え、そのような薬づけの方法で私たちの食べものも生産され、供給されます。おまけに、松枯れ対策だと言って、効果もないのに観音山にはスミチオンが多量にまかれます。いのちを見つめてきた私には、それがどんな危害をあらゆるいのちに加えるのか、よく見えます。心ないこのような愚行を、もう止めさせたいと思います。

健康な人びとの食と生活を見て

毎日診療を通して見る現代の人びとの深く病み、荒廃した口腔、身体に対し、健康の原像を思い起こさせてくれる、すばらしい人びとを私は何度か見てきました。例えば世界救世教（MOA）の大仁農場の人びとの健康調査をした時のことです。ブラッシングはあまりしていないのに、大仁の自然農法の農場で働く人びとの歯や歯肉は美しく、あごの骨が溶けている人は見当たりません。血圧も正常です。美しい自然の中で、そこの人びとは農場でとれたものを食べ、よく働いていたのが印象的でした。

それとほとんど同じ印象を受けたのが、キリスト教の一宗派でSDAの赤城山学園の健康調査をした時です。動物性食品をいっさい摂らず、「できるだけ自然に」という考え方の食生活をしている人びとでしたが、ムシバや歯肉炎もほとんど見当たりません。健康そのものの肌の艶、表情をしていて、血圧もみんな正常です。

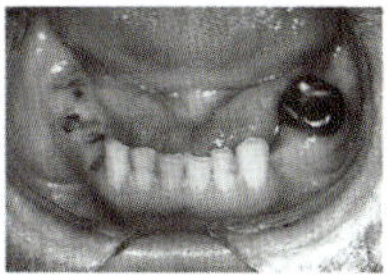

◀現代的な食生活で荒廃した四十一歳母親の口腔

中国の少数民族、サニー族を見た時の美しい歯や歯肉、表情と暮らし方も、MOAやSDAの人びとと共通したものでした。長寿で健康な日本の農村の老人の調査をして見ても、その人びとの食と暮らし方は全て共通していることがわかりました。

いのちを滅ぼす現代食

赤城山学園の調査を終えた翌日、四十歳代の女性が初診で来院しました。その口腔、表情を見て、私もスタッフも声を上げて驚きました。口腔内は写真の通り、人間のものとは思われない程に荒廃し、顔は若いのに蒼白く、やせています。全身をみても、肩こり、便秘、近視で体力も弱っています。私たちは聞かなくても、このような人の食生活はわかりますが、一応問診をしてみました。その要旨を次に示します。野菜、海藻、小魚等、ミネラルやビタミンを豊富に含んだ食品を嫌い、甘くて軟かい食品のみを好んでいます。おまけに自然からかけ離れた加工食品が無警戒に多用されています。

食品は売って利益を上げる目的で製造販売されるので、決していのちを育むためにつくられているのではないことをよく承知しておく必要があります。コストを低下させるために偽物を用い、化学物質や色や味、香り等をつけ、さらに合成保存料を添加します。日本は、このような偽物食品をつくる技術では、おそらく世界で飛び抜けてトップでしょう。ハムやイクラ、ハンバーグまでこのような技術で作られます。外国のハムはおいしく、肉の味がして、その代わりすぐにいたみます。加工食品のみではなく、日本の果物、野菜等の農産物まで、世界に例を見ない程に薬漬けにして栽培される、いわば偽物食品なのです。

いのちの求めに沿って

生きものとしての人間のいのちが求めているのは、基本的には自然によって育まれた食べものなのです。それを新鮮なうちになるべく手をかけず、全体食することがよいのです。いのちの声を聞きとり、その求めに沿って、いのちを育む食生活をしていただきたいと心から希望します。

「癒《いや》しの思想」を読みましょう
丸橋　賢　著
柏樹社刊　¥1、800
（丸橋歯科受付にあります）

忍びよる子どもの早死《はやじに》
子どもの成人病が！

日本大学教授　田村　豊幸

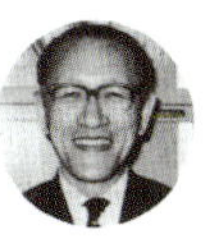

「学校は〝子どもの敵〟だ！」。四月二十九日の朝日ジャーナルのトップタイトルにそうある。

長野県で育った少女が、学校側とのトラブルに悩んだすえ自殺した。珍しくなくなった自殺。

いま、学校がどうもおかしい。卒業アルバムの子どもの顔を消す。胸と背にゼッケンをつけて、トイレの掃除をさせている。

非行の子どもが学校にあふれ、高校中退が続出している。

生徒と教師のあいだでおこったことは、反射的にかくそうとする教師、ことに管理体制側の人間。

明らかな飲酒、暴行を繰り返すこと、十年以上の教師すら、見て見ぬフリをしなければならない教育委員の間抜けさ加減。

そういう教育者をひたすら養成し続けて、いささかの恥も感じない大学教育学部の教授連中の無能さ。教育能力の洗いなおしが必要だ。

いま、なぜ、子どもの生命を、学校教師にまかせておけないで、父兄たちが立ちあがったのか？

現代の〝食品〟にも〝しつけ〟にも、なにひとつ正しい対応のできない教師たちにまかせておいたのでは、老人の寿命はのびるいっぽうなのに、子どものからだが心配でならなくなったからだ。

子どもに成人病がおこりつつあることは、子どもの早死に直結する。最近の子どもの突然死の問題も、決してそれらと無縁のものではないのだが、知らぬが仏とはノンキなもの……。

一九八三年四月ニューヨーク市で「小児科的問題としての高脂血症」と題する国際ワークショップが開かれ、わが日本大学医学部小児科学・大国真彦教授もそれに出席されたが、結論は「早期に成人病になる悪い生活習慣、特に悪い食習慣のほとんどすべては、幼児期に形成されてしまう」ということだった。

例えば、食生活をいい加減のまま、フッ素水でうがいすれば、虫歯予防ができるという誤った悪い生活習慣を身につけたまま成長しようものなら、その人たちが生活していた付近一帯は地下水にフッ素が流れこみ、そのあたりでとれるコメも野菜も危険で食べられなくなるのは、火を見るより明らかだ。

子どものうちに成人病になったら、成人になったときにかかる病気はなくなってしまうから、いっぺんに老化が激しくなって、バタバタ中年で死んでいく。

それをぼくは、忍びよる子どもの早死と呼んでいるのである。

子どもの癌（白血病）の頻発!!

からだのすべての部分が、食物に含まれている物質からできている。食物が悪ければ体質が悪くなるという、ごくごく簡単なことが、なぜわからないのか、わからない。

子どもの大好きな食物は、ジュース、アイスクリーム、スナック菓子、つまり白砂糖、色素、添加物、塩、酸化油脂が主成分である。ビタミン、鉄、繊維、カルシウムなど、子どもの時期に欠かすことのできない物質は、ひとかけらも含まれていない。

あげくのはてに、生野菜もきらいだから、ビタミンC、カリウムが徹底的に不足している。

ビタミンC不足がおこれば、あらゆるウイルス疾患に対する抵抗性が激減する。ウイルスによる白血病、糖尿病（これもウイルスが原因であることが殆んどわかりつつある）、流行性耳下腺炎（おたふくかぜで男の子の睾丸が犯されて不妊症になる）が、いっせいに子どもたちを総攻撃するのは、そのせいだ。

群馬県で心配なのは、N首相自らがN製粉の関係から〝インスタントラーメンこそ、日本人の新しい食文化を築きました！〟とN食品主催の即席めん発売二十五周年記念パーティーの会場で大声で挨拶したことだ。

今年の一月、全国の新聞が〝心臓病死、東京がトップ〟を報道した。油脂食品の食べすぎ、カップラーメンの有害性は無視できないところまできている。

日本の成人の三大死因、癌、心臓病（動脈硬化性）、脳卒中と、なぜ子どもたちの死因まで一緒にしないと気がすまないのか、不思議でならないのだ。

田村豊幸先生の本の紹介
- ●カルシウム欠乏症（砂糖の副作用）　芽ばえ社¥980
- ●奇形児はなぜ　農文協¥900
- ●頭と心をよくする食品　健友館¥980
- ●健康食品の上手な食べ方・飲み方　健友館¥980

5-4　いのち第7号「いのちを育む食・滅ぼす食　すずめが死に絶えた村にて」丸橋賢
「忍びよる子どもの早死」田村豊幸

理のない話に心は動かない

人間の愚かさがもたらしたとはいえ、社会が病み、食文化が病み、さらに人の心が道を踏みはずすという事態に対して、自ら変革を起こせないのならば、未来に展望は持てません。「いのち」には、折々に抱える問題意識が色濃く表れています。

「子供たちは何を食べているか〈丸橋賢〉」より（いのち第6号、昭和62年8月25日）5-5

私が住んでいる近所に、子供を相手に菓子やおもちゃを売っている小さな店がある。昔からどの町にもこんな店があって、いつも小供たちの忘れ難い思い出を作ってきたわけであるが、このA商店も、いつも小さな子供たちで賑っている。しかし、最初にこのA商店の店先で見た光景は忘れ難いものであった。土曜日の三時頃、小学校六年生くらいと思われる男の子が四人、小さな店の軒下のコンクリート土間に座り込み、カップラーメンを勢いよくかき込んでいるのである。それぞれコカコーラのビンを両脚の間の土間に立ててあり、時々ハシを休めてはゴクゴクとそれを飲んでいる。子供たちのいのちは、こんなおやつを求めてはいない。私はこの光景に大きなショックを受けた。（中略）

その後、近所の子供たちの様子を目にしながら、いまの子供たちは一体何を食べているのか

（1）　昭和62年８月25日　　いのち　　第６号

「良い歯の会」機関紙

いのち

医・農・智

水、川、森、山、土……
私たちをとりまく　自然は
みんな　生きている
これらに育まれ
人は　生きている
耳を澄まし
聞こう　いのちの高鳴りを
みつめよう
心の目で
い・の・ち（わだなべ）

第６号

発行
丸橋歯科「良い歯の会」

発行所　高崎市連雀町91
ＴＥＬ23－9524

子供たちは何を食べているか

丸橋　賢

コーラ片手に　カップラーメン

私が住んでいる近所に、子供を相手に菓子やおもちゃを売っている小さな店がある。昔からどの町にもこんな店があって、いつも小供たちの忘れ難い思い出を作ってきたわけであるが、このA商店も、いつも小さな子供たちで賑っている。しかし、最初にこのA商店の店先で見た光景は忘れ難いものであった。土曜日の三時頃、小学校六年生くらいと思われる男の子が四人、小さな店の軒下のコンクリート土間に座り込み、カップラーメンを勢いよくかき込んでいるのである。それぞれコカコーラのビンを両脚の間の土間に立ててあり、時々ハシを休めてはゴクゴクとそれを飲んでいる。子供たちのいのちは、こんなおやつを求めてはいない。私はこの光景に大きなショックを受けた。その後、A商店の前を通る毎に、私は注意して見ていたが、袋菓子やチューブ入りの黄色い水を飲んでいたり、およそ同じ光景がいつも見られるのである。

ある日、私はふとA商店に入ってみた。子供たちの生態を確かめてみたかったのである。駄菓子、袋菓子、アメ、ジュース、コーラ等の食品が小さな店の半分を埋め、あとの半分には、花火、写し絵等、懐しいおもちゃが並んでいる。次々に子供が出入りしていたが、子供たちがカップラーメンを買うと、ポットが用意してあり、店主がそれを注いでやり、子供たちは軒先に座り込んで食べていた。私は懐しい写し絵を買い、A商店を出た。

その後、近所の子供たちの様子を目にしながら、いまの子供たちは一体何を食べているのかいつも心配しながら過していた。

おこづかい　調査の結果

そんな頃、私が校医をしているB小学校の学校保健委員会で、保健委員の生徒たちが、同校の生徒のおこづかいの金額と、その使途の調査をおこない、発表した。その調査結果は大変興味深いものである。一カ月毎に定額のおこづかいをもらう子供が一般的だが、中には一月五千円ももらっている子供がいる。三千円の子供が三人いる。他に毎週千円ずつもらっている子供が二人いた。小学生がこんな額のお金を何につかっているのか。その使途を見て、なるほどと思った。使途の一位はジュース、アイスクリーム、スナック菓子等のおやつであった。二位はマンガ本、プラモデル、シール類、等である。小学生の中のかなりの人数が、月に何千円ももらっているのは不思議でならなかったが、この使途を見て理解できた。つまり、おやつの分を計算に入れて、親がおこづかいをやっているケースが相当あるようである。最初から親は、子供におやつを買い食いさせる計算なのである。そうでなければ、小学生で月に何千円ものおこづかいが必要なはずがない。

私は、小学校二年生の娘に、一カ月七百円、おこづかいをあげているが、十分に間に合っている様子である。おやつは必ず家で食べるように用意してやっているが、そうすればたまに雑誌や、おもちゃ等を買っても不足はしないらしい。第一、おやつを用意してあげず、買い食いさせる例が多いという事実に、私は心が痛む。親と子の絆がそういうところから崩れていくのである。

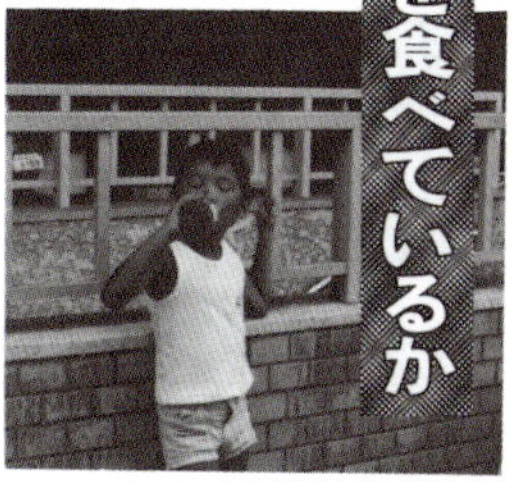

私の母は口ぐせのように「買ったものは安心できないからね」と言って、いつも何でも作ってくれた事を思い出す。

カップラーメン　弁当事件

このような現代の子供たちの食状況を憂えていた時、またまた想像し難い事件が起きた。友人の滝田吉一氏からそれを聞いた時に驚いてしまった。ある小学校の水道が故障し、三日間断水して給食ができなくなった。そこでその間、子供たちに弁当を持って来させたそうである。ところが昼食の時間に困ったことが起きた。職員室の前に子供たちの列が出来たのである。カップラーメンを持ち、お湯をもらいに来たという。先生たちも驚いたが、とりあえずお湯を注いでやることにした。しかし断水中のこととて、間もなくお湯も終わってしまった。その時、子供たちはどうしたであろうか。そのまま、バリバリとラーメンを食べてしまったというのである。力が抜けてしまう思いのする、カップラーメン事件であった。

「最近の親は、断水中でも、水はなくともお湯はあるとでも思っているのでしょうか」と滝田氏は言っていた。同氏は「草の実学習塾」と「山歩会」を主宰し、本当の教育を求め、また自然に学び自然に親しむ指導を続けてきたが、山を歩くたびに、弁当を持って来ない子供がいることを話してくれた。お金だけを与え、弁当を持たせないのであるという。文字通り山中を歩く「山歩会」はお金があっても役に立たない。駅弁を買える時は駅で弁当を買っていくと言うが、早朝出かけたり、車で行けば駅にも寄らないので、その子は弁当を買えないことが多いという。そんな時は友人たちが分けてあげるらしい。山に行って食べものは買えないこともお母さんは知らないのであろうか。とにかく、食べ物を親から与えられない子供たちを思うと可哀そうである。

インスタント　ラーメンの中身？

ここで、子供たちが食べているものの中身は一体何なのか、食品成分分析表によって調べてみたい。例としてインスタントラーメン（サッポロ一番しょうゆ味）の成分と、玄米を比較して示してみる。子供たちのいのちが、ほんとうにこのような加工食品を求めているのか考えていただきたい。

	エネルギーkcal	タンパク質g	脂質g	繊維g	鉄mg	ビタミンB1mg	ビタミンB2mg	食塩g	砂糖g
サッポロ一番しょうゆ味	467	10.2	20.2	0.3	1.1	0.08	0.04	5.04	0.56
玄米	338	7.4	3.0	1.0	1.1	0.54	0.06	0	0

サッポロ一番と玄米の成分の比較（100㌘当り）

図から、インスタントラーメンは玄米に比べて、同じ一〇〇㌘でもカロリーが高く、脂質、食塩等が多すぎることがわかる。この他化学物質が多量に添加されている。反面、食繊維、ビタミンBなどが非常に少ない。子供たちの身体が異常になって当然である。

子供の食を　親の手元に

サムエル幼稚園の水沼武彦先生は、子供のお弁当はお母さんがつくってあげることの大切さを説き、実践されている。成分から見ても前述の如く、買った食品は人間のいのちが求めている内容とは違いものである。しかし成分の問題だけではなく、毎日つくって与える食べ物こそ、強い信頼の絆を親と子の間に育てる。残念ながら、子供のために弁当をつくることを嫌がる親が増えているのが現状で、その力に押され、高崎市の中学校も給食になってしまった。子供の身心、親と子の関係を荒廃させないために、子供の食を親の手に取り戻したいものである。

5-5　いのち第６号「子供たちは何を食べているか」丸橋賢

いつも心配しながら過していた。
　そんな頃、私が校医をしているB小学校の学校保健委員会で、保健委員の生徒たちが、同校の生徒のおこづかいの金額と、その使途の調査をおこない、発表した。その調査結果は大変興味深いものである。（中略）その使途を見て、なるほどと思った。使途の一位はジュース、アイスクリーム、スナック菓子等のおやつであった。二位はマンガ本、プラモデル、シール類、等である。小学生の中のかなりの人数が、月に何千円ももらっているのは不思議でならなかったが、この使途を見て理解できた。つまり、おやつの分を計算に入れて、親がおこづかいをやっているケースが相当あるようである。最初から親は、子供におやつを買い食いさせる計算なのである。そうでなければ、小学生で月に何千円ものおこづかいが必要なはずがない。（中略）第一、おやつを用意してあげず、買い食いさせる例が多いという事実に、私は心が痛む。親と子の絆がそういうところから崩れていくのである。（中略）
　買った食品は人間のいのちが求めている内容とは遠いものである。しかし〔編注：インスタントラーメンなどの加工食品の〕成分の問題だけではなく、毎日つくって与える食べ物こそ、強い信頼の絆を親と子の間に育てる。残念ながら、子供のために弁当をつくることを嫌がる親が増えているのが現状で、その力に押され、高崎市の中学校も給食になってしまった。子供の身心、親と子の関係を荒廃させないために、子供の食を親の手に取り戻したいものである。

「編集後記〈渡辺浅乃〉」より（いのち第7号、昭和63年6月1日）

この間、コンサートに行った時のことです。隣の席に座っていた女子高校生がコンサートが始まる前の時間に「お腹がペコペコ」と言いながら何か食べはじめました。

見ていると、サンドイッチ、次に何やら甘そうなパンを二個、その間に砂糖入りのコーヒー牛乳二本といった具合です。そして休憩時間になると母親が買ってきたアイスクリームをペロリと食べてしまいました。

これが彼女の夕食かと思いながら、〝知らない〟と言うことは怖いことだなあとつくづく考えさせられました。カロリーは千Kカロリー位ありそうですから、確かに空腹は満たされるでしょう。しかし、体の調子を整え丈夫にする働きをするビタミン、ミネラル類がほとんど摂られていません。彼女の健康状態が心配です。

食べたいものが、いつでもどこでも買ってくれれば食べられるという便利な時代が私たちの体をダメにしているのではないでしょうか。この時代というものに抗していくということの難しさと、大切さを感じている今日この頃です。

さらに、紙幅の都合から本文を載せられないのが残念ですが、第5号には「急増している子供のアレルギー性疾患〈小児歯科医・根岸和子〉」、第6号には「目の異常と反社会的行動者との関係〈眼鏡技術士・池田景一〉」のように、病んだ社会を背景にもった異常についてはたびたび取り上げてきました。

また時に環境汚染物質にもなりうるフッ素の有害性について警鐘を鳴らした、柳沢文徳先生（東京医科歯科大学名誉教授・当時）には、「いのち」第6号（昭和62年8月25日）に「フッ素の有害性　フッ素洗口はこんなに危険〈柳沢文徳〉」5-6を寄稿していただきました。

この記事は、一部の幼稚園や小中学校で虫歯予防のためフッ素洗口が行われ始めたことの危険性を指摘する内容でした。健康に奉仕するはずの歯科医療も、正しい治療をするどころか、治療した歯からダメになるという惨憺たる光景であり、各地の歯科医師会でも効果の期待できないフッ素塗布を幼稚園、小学校などで推進している始末でした。知性に導かれた生き方をするということは人間にとって難しいものなのでしょうか。

柳沢先生は学者としての研究だけでなく、市民の中に入って合成洗剤やフッ素の問題について専門家として助言されるなど、人間性の豊かな方でした。私も先生に請われ、日本フッ素研究会の会長を務めたり、日本や中国のフッ素の学会でも活動しました。

人が求めるのは〝本当のこと〟

このように、日本の食文化や環境が崩れたのは、第二次大戦の敗戦後、日本がアメリカの文化に強い影響を受けたことに、端を発すると思います。『アメリカの反知性主義』（リチャード・

フッ素の有害性

フッ素洗口はこんなに危険

東京医科歯科大学名誉教授　柳沢　文徳

とつぜん、フッ素（F）なる原子をもちだしても、どんな物質であるか、おわかりになる人は少ないと思います。水道水の消毒に用いられる塩素（Cl）、殺菌剤として用いられている臭素カリウムの臭素（Br）、海草に多く、甲状腺に関係するヨード（I）と一緒にハロゲン族に含まれます。自然界では、火山地帯に多い燐灰石に多くフッ素が含まれているので、火山地帯の水、土壌には多く存在します。また、海水にも多く含まれていますので、海産魚介類にフッ素が非常に多い。また燐酸工場の大気汚染からフッ化水素がでて、そのためのフッ素中毒が問題になります。

この環境汚染物質のフッ素により、健康障害としてどんなことがおきたでしょうか。まず歯牙フッ素症（これを斑状歯といいます）、骨フッ素症、甲状腺腫脹、酵素障害などが主なものですが、最近、日本の研究で、染色体異常がフッ素でおきることが発表されています。

日本で九州、阿蘇地方病という骨障害の地方病がありましたが、今次大戦後、熊本大学の研究で、この原因はフッ素であることがわかりました。そして、飲料水中フッ素濃度が〇・一〜〇・五PPM（ppm）で、歯牙フッ素症がおこるという報告が各地で発表になりました。このような地方病が、飲料水の水道化によりほとんどなくなりました。（例外として、宝塚市、西宮市の水道水でフッ素中毒（慢性）がおこりました）

一方、アメリカの歯科行政官のデイーンが一九四二年（昭和十七年）に、飲料水中のフッ素濃度とムシ歯減少率、歯牙フッ素症との関係を各地で調査し、フッ素濃度一・〇〜一・五PPMで、ある程度ムシ歯を減少させ、歯牙フッ素症の発生は少ないという論文を発表しました。この疫学的な調査だけで、アメリカの飲料水にムシ歯予防という目的で、水道水にフッ素添加を始め、それが、カナダ、イギリスに普及していき、一方、フッ素の有害性の論も出てきました。（現在、アメリカ全土で、フッ素が利用されているように言う人がいますが、水道水フッ素化反対運動があり、全人口の五〇㌫以下の普及率です）日本では、終戦後、京都山科で、〇・六PPM水道水添加がおこなわれましたが十数年後中止しました。その調査では同地区の学校児童の方が、対照校より斑状歯の発生率が高かった。

現在、日本では水道水にフッ素添加されている地域はありませんが、一部の歯科医師がフッ素水道化を前提として、幼稚園、小学校、中学校で、フッ素による洗口が行われ始めました。このフッ素洗口を住民の反対をおしきって推進しているのが新潟県です。教育現場で、大きな混乱が生じています。

フッ素洗口は、水道水フッ素化と害作用は同じです。すなわち、二・五〜10㎎／10㎖という高濃度で、洗口するわけで、どうしても、洗口のときに、飲んでしまいます。体内に入っていくということです。また高濃度であるので、口腔粘膜よりただちに吸収されてしまいます。水道水フッ素化の濃度以上に体内に侵入するわけです。フッ素という物質は、体内で、蓄積していって、慢性中毒がおきるわけです。急性中毒として、胃腸障害の症状がありますが、最近、人体実験で、血清カルシウムの低下、副甲状腺の機能亢進するという発表があります。とくに腎疾患の人にこの作用が強い。

中国、広州市で、十数年間水道水に一・〇PPMフッ素を入れていたところ、重症歯牙フッ素症、骨フッ素症まで発生し、その結果を重視して、「フッ素は利少なく、害多し」という明解な判断で中止されました。この際問題になったのは、アメリカで一・〇PPM水道水に添加して、それほどフッ素中毒症状が発生しないのにもかかわらず、なぜ中国で重症フッ素症が発生したのであろうかという疑問でした。これは食物中に含まれているフッ素量が関係しているということになりました。アメリカのごとく飲料水中のフッ素濃度のみでなく、食物中のフッ素量を含めたフッ素総摂取量を考えなくてはならぬということになってきています。日本人は魚介類を多くとるわけですから、たんに洗口フッ素量のみで、中毒を考えるわけにはいきません。またフッ素洗口のムシ歯の予防率は二〇㌫程度で、予防対策として、薬物を用いる場合は八〇㌫以上の効果がなくてはなりません。この程度の効果で、危険なフッ素を使用すること自体に根本的な考え方の誤りがあります。

また、フッ素は必須栄養素だといいますが、これは誤った考え方です。

5-6 いのち第6号「フッ素の有害性　フッ素洗口はこんなに危険」柳沢文徳

ホーフスタッター著、田村哲夫訳、みすず書房）に書かれているように、アメリカの植民地や占領地となり、その支配下におかれた世界の国々は、自国のもつ伝統的な文化を根底から破壊されてゆきました。伝統の中に刻まれた人間の存立する基盤が、無造作に壊されたといってもよいでしょう。

私は、研究や学会などで世界の国々を見てきた中で、日本人は風土とその人種的特性に合った食や暮らしを、軽率に捨ててはいけないという思いを強くしました。近年の日本人の形態も質も、まるで日本人ではないように変貌してしまいましたが、日本人に合った文化を再建しなければ、困った事態になると思いました。まるでエサのような食事をお行儀悪く食べるアメリカ産の文化から脱却する必要があります。

「いのち」では、以下のような記事を掲載しています。

「ヨーロッパの地に立ち　日本の文化と人の崩壊を憂う〈丸橋賢〉」（いのち第16号、平成9年9月10日）

「アウシュビッツ二つの衝撃〈丸橋賢〉」（いのち第17号、平成10年9月15日）

「アメリカを否定しきる将来を選択する〈丸橋賢〉」（いのち第24号、平成17年12月8日）

「世界を旅して見えた人類紛争前線の正体〈丸橋賢〉」（いのち第26号、平成19年9月1日）5-7

その考えの代表的なものとして、「いのち」第8号（平成元年7月10日）や第23号（平成16年

(1)　平成19年9月1日　　いのち　　第26号

「良い歯の会」機関紙
いのち

医《い》・農《の》・智《ち》

人の心の中の中
思いを伝える　難しさ
その難しさゆえ
人はみな
心を傷つけられながら
思いを温め　繋ぐため
どこから来たのかわからずに
どこへ行くのかさえも
　わからずに
それでも
今あるいのちを
生きている

第26号
発行
丸橋歯科「良い歯の会」
発行所　群馬県高崎市栄町21-1
TEL　027-323-9524
FAX　027-322-3139
http://www.maruhashi.co.jp/
E-mail:maruhashi.s@cb.wakwak.com

世界を旅して見えた
人類紛争前線の正体

丸橋　賢

私は明確な目的をもって世界を旅している。これまでに人類がしてきたこと、現在していること、これから先、人類が歩むであろう道、それらを自分の目で見て考えたいというのが目的である。したがって訪ねた国は、米、英、中国、ロシア、ヨーロッパ諸国等の主要国の他、東西対立或いは南北対立の前線となっているキューバ、北朝鮮、韓国、ベトナム、イラン、シリア、レバノン、ヨルダンなど、焦臭《きな》い国々にも重点を置いてきた。歯科的な研究目的から、食文化と健康の関係についても同時に調べてきた。この旅から確認できたことは多いが、その基本は、日本に伝えられる情報は大本営発表にも似た、操作されたものであること、カップラーメンとハンバーガーに代表される日米食が入り込んだ地域の人々に身心の荒廃が拡がっている、などの事実である。ヨーロッパにはずっと正確に伝えられる情報も日本にはアメリカ製(ユダヤ資本のメディアによって操作された内容)となって伝えられている。その他多くの事実を自分の目で確かめてきたが、この四月、南ア共和国からボツワナ、ジンバブエ、ザンビアに入り、私には決定的なものが見えてきた。今まで世界を歩き、多くの点を見てきたものが一瞬に線となり、つながって見えてきたのである。

点在する世界の巨大スラム

世界には信じられないほど巨大なスラムが点在する。シリアやレバノンにはイスラエルに家を追われた難民スラムがある。アメリカにもセントラルパーク近くのハーレムのような危険極まりない大きなスラムがある。ワシントンDCは七〇パーセント以上の住民が黒人となり、中心部から白人が逃げ出してしまった。南米に渡ればリオデジャネイロなどに山の頂上まで埋め尽す巨大なスラムがある。

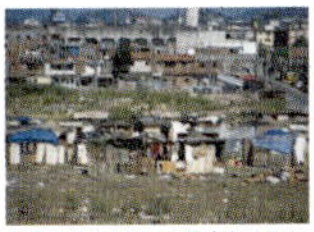
リオデジャネイロの巨大なスラム。山の頂上まで急な斜面を埋め尽くしている。人口は不明。

この辺りのスラムには水道も電気もなく、電柱から勝手に電線を引き、公然と電気を盗む無法地帯となっている。ペレなどが競技をした有名なサッカー場からは、山の頂上に達する大きなスラムが目前に見える。ここの住民は、かつて奴隷として連れて来られた黒人の子孫である。カンボジアなど東南アジアにも貧民街はあるが、アメリカやブラジル、南アなどのスラムは、かつて白人が奴隷として連行した黒人の子孫たちである点で性格を異にしている。

日本では信じられない規模のスラムが世界には点在する。南アのソエトは人口八百万以上と言われるが、戸籍がないので不明だ。

スラムの周辺は治安が悪く、危険であると言われているが、それは事実だ。仕事がないので奪うことが仕事なのだ。これらの中で最も危険なのは銃で命まで奪うアメリカだろう。ブラジルや南アでは、物は奪うが、抵抗しなければ生命までは奪わない。

危険と伝えられる心良き人びと

巨大な人口を抱える世界のスラムを見れば、日本人の多くは驚くに違いない。反対に、危険と伝えられている国や地域の中にも、本当は限りなく心良き人びとが存在する事実に出会ったら、これもまた驚くだろう。そのよい例が中東である。イラン、シリア、レバノン、ヨルダンなどを訪れ、人びとと交流する機会があれば、日本人は心洗われ、人間は本当は信じてもよい存在なのだという忘れていた事実を思い起こすに違いない。胸が熱くなってくるだろう。人混みなどでもスリに会うこともなく、商品やつり銭をごま化されることもない。つり銭がなければ向うがおまけしてくれる。食べろと言って何でも分けてくれるし、何かを頼めば自分の仕事を放り出して手伝ってくれる。中東の人びとは日本人に好感を持っていて心許して付き合ってくれる。特にイラン人は日本人が大好きで、どこに行っても一緒に写真を撮ってくれと言ってきて、歩けなくなる事もある。家にも招き、歓待してくれる。

キューバの人びとも同様で、幾つもの人種が全く差別なく、仲良くしていて、黒人の人柄も明るく親切で最高だ。調査や見学を依頼しても無限に親切で、無警戒に、見知らぬ外人を家に入れてくれる。キューバに行って、私は本当に恥かしくなった。日本では人を信用してはいけない。子供に、知らない人について行くな、家に入れるなと教える。本当は人間を信じてよかったのだということを、彼らは思い出させてくれる。

では、スラムの黒人のように、彼らの心を悪くした犯人は誰なのか。

南アで見たホワイト、ブラック、カラード

南アのスラム、ソエトに入った。人口八百万以上と言われるが不明で、三十パーセント以上の人がエイズだと言われる。仕事がないのが当り前で、小さな小屋ばかりだがここはマンデラ氏等の努力で少し整備が進んでいて、スラムとしては程度が良い方だ。他のスラムは日本の家畜小屋よりひどく、狭い。無法地帯化するのは当然と思える。そのヨハネスブルクの中心に、新宿副都心のような高層ビル群が聳えている。かつて白人のビジネスセンターであったが、今は白人が入れば必ず襲われるので近寄れず、黒人の勢力下となっている。白人たちは郊外に逃れ、高圧電流を流したフェンスに囲まれた中でビジネスをしている。個人の家も厳重なフェンスをめぐらし、電流を流している。そうしなければ襲われるのは当り前なのだ。ワシントンDCとよく似た状況だ。

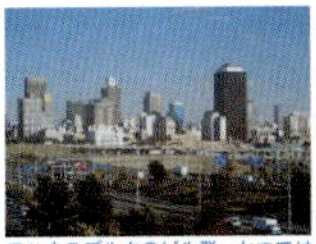
ヨハネスブルクのビル群。かつては白人のビジネスセンターだった。

アパルトヘイトは法的には終ったが、差別はほとんど変わらず、白人と黒人の生活空間ははっきりと分けられている。ここではホワイトが人と認められ、人間として扱われるが、ブラックはソエトのような所にしか住めず、仕事もなく、ペット以下の生活である。少数だが、ホワイトとブラックの混血がいて、扱いはブラックと同じである。この混血をホワイトがどう呼んでいるか、それを知れば白人の本音を知ることができる。カラード、それが、白人が行う有色人種の区分である。

人間を壊し、森と動物を殺した者

今回、スタークフォンテンも訪れた。初期の人類の骨が発掘された所だ。人類はアフリカ東南部に生れ、北上した。そしてコーカサス地方から西に拡散したのがコーカソイドと言われる白人で、一神教を作った。東に拡散したのが有色人種で多神教を作った。東南アジア、日本、極東と拡散し、ベーリング海を渡り、北米、南米へと展開したのである。だからアジア人、北米のインディアン、南米のインディオ等の民話や宗教は共通点が多く、性格もおとなしい。

西に展開した白人は、その後全世界を植民地化し、同時に原住民を殺したり奴隷化していった。その奴隷が放り出され、現在スラムとして残っている構図が見える。

森に住む黒人は底抜けに明るく、人柄がよいが、スラム化された黒人は暴徒化している。それを見て多くの人が黒人は危険と言うが、それは間違いだ。黒人の心を壊したのは白人たちなのだ。同様に白人が侵略した線まで、森と動物が殺されたのだ。昔はライオン、キリンなどの動物が沢山いたアフリカ大陸の南端、ケープポイントに立った時、そこから南アメリカ大陸の南端にまでつながる、ホワイトとブラックのせめぎ合いの前線が、私にはつながって見えたのだった。その見えない線上に、スラムは点在している。

同時にもう一つのことを私は悟った。この前線には常に紛争が絶えることなく、たとえ紛争がベトナムや朝鮮の場合でも、背後には必ずホワイトの思惑が存在する。そしてこの前線に沿って、原爆、枯葉剤、白リン弾、クラスター爆弾など、非人道的な兵器が用いられるのだ。それらの兵器がホワイト側に落とされることはない。多くの紛争の原点には一神教と多神教の宗教対立があり、他教を認めない一神教が否定する多神教やカラード側に、非人道的兵器が用いられると見れば本質がよくわかると思う。

人類紛争前線、ここから絶え間ない争いと悲劇が生れてきたし、今後も人類が負わされる重いテーマである、という点を直視してほしい。

5-7　いのち第26号「世界を旅して見えた人類紛争前線の正体」丸橋賢

11月25日）では、次のような記事を載せました。

「私の目に映るいのちの今日と明日―開かれた目と いのちへの愛だけが頼り―〈丸橋賢〉」より

（いのち第8号、平成元年7月10日）

十年ほど前から、私はこう言ってきた。近い将来、水は飲めなくなり、空気は吸えなくなるだろう。そして異常気象が日常的なものになるであろう……と。私はそのような予見に確信をもっていた。物事の展開は、論理的に、構造的に推し計れば正確に予見できて当然であり、見えない方がおかしいと私は考えている。（中略）

折しも先日、五月二十六日の新聞を読んで、また私の予見が当たったと思った。東京大学・口腔外科の高橋美彦先生他の研究が報じられていたのであるが、それによると、顎関節が退化し、関節窩の大きさに対して関節頭のサイズが小さくなったことが顎関節症の原因であることが明らかになったという。当然の研究結果である。学界の見解は必ずしもそうではなかったが、私は前から、食生活の現代化による顎骨と、それに付着する筋肉の退化が顎関節症の原因であり、一種の食事由来性疾患であると言い続けてきた。

顎関節症とは惨めな病気である。若いのに口が開けず、物は咬めず、目まいや肩こり、手足のしびれなどが現れるが、ひどくなると精神病としか思えないような状態となる。この顎関節症が、近年、若い人に急増しているのである。（中略）

毎日押し寄せる病んだ人々の中にあって、私の脳裏には今も、病んだいのちの姿と、荒廃した地球の姿が重なってならない。

「癒しの思想」を私が出版したのは一九八四年、今から五年前であるが、私は今こそ、個人を癒し、地球を癒してゆく視点に立ち戻るべき時代であると考えている。

私が、あの拙著で説いた思想の基本を構成しているのは、いのちを見つめる目と、そのいのちに対する愛、それらの復権である。いのちを見つめる目、それはよく物を見通す知であり、それを支えているのが溢れるいのちへの愛である。

無知は罪悪なり、知は力なり！

これは、横浜国立大学、宮脇昭教授の言葉であるが、私はこの言葉が大好きである。歯周病やムシバ、顎関節症など口腔内疾患にしろ、ガン、糖尿病、アレルギー、ノイローゼ等、全身や精神の疾患にしろ、それ等を癒すのは理解という妙薬だけである。反対に無知が現代の情況をさらに病ませ、身心も病ませるのである。（中略）

愚かしいことを繰り返すのはやめよう。人は地球を癒し、共存の道を拓けるか否かは、私たちの開かれた目と、いのちに対する深い愛のみにかかっているのである。

「いのちの保守宣言〈丸橋賢〉」より（いのち第23号、平成16年11月25日）5-8

世界の国々を見て、民族はその食以上のことはできない、というのが私の感想である。食がおいしく、美しい国は、お皿などの陶器、金細工などの工芸品、織物などの全てが総体的に美しく、人間性も奥行きがある。建物や街並みも美しい。それに加えて言いたいのは、人々の体が人間の原形から崩れていないという点である。

反対に、アメリカ、ブラジルなどの新興国の料理は、ただ肉を焼くだけで、他の全ての工芸、行い、礼儀なども含めて粗雑である。

レベルの高い料理をするのには、高度な配慮、技術やコツ、それを伝える家族や社会などの伝統がしっかりしていなければならないから、それを伝え、守っている国では、他の点でも能力を高いレベルに維持していると考えられる。

食も含め、伝統は一朝一夕につくることはできず、それを守っていくのには崩してはいけない事が沢山ある。ヨーロッパを見ればわかる。（中略）

人間が人間らしく生存し続けるためには、その基本として、人間の生物学的生存条件が崩れずに保守されることが不可欠である。この条件を守り続ける頑なな思想、伝統、文化が必要で、それが私の強く主張したい、いのちの保守主義である。（中略）

美意識や価値観が崩れると、食やライフスタイルなどの全てが崩れる。この結果、人間としての形が崩れ、精神も機能も崩れた日本人が周囲に溢れるようになってしまった。これは世界的に見て、日本に突出した現象であることを知って欲しい。マハティール氏から日本人は誇りを取り戻せと言われる前に、私たちはいのちの保守宣言をしなければならなかったと思う。

「良い歯の会」機関紙
いのち

医《い》・農《の》・智《ち》

知識ではない　智恵
今を変革する　勇気
消すことのない　希望
意味が生を支えるとき
育み合う　いのちのダイナミズム
いのちの感性が　甦えるとき
自分という確信が育つ
いのちを　育てる
い・の・ち

第 23 号
発行
丸橋歯科「良い歯の会」
発行所　群馬県高崎市栄町21-1
TEL　027-323-9524
FAX　027-322-3139
http://www.maruhashi.com/
E-mail:maruhashi.s@cb.wakwak.com

いのちの保守宣言

丸橋　賢

文化の形が崩れる程度にいのちの形も崩れる

たとえば私は日本人の茶髪を否定するが、多くの人はそれを古いとか頑なだとか感ずるらしい。髪の色など自由でよいではないかという寛容さを、最近の人は優しいとか人権主義的だとか考えるらしい。それは全く本質を見失った見方だと私は思う。茶髪の人は、頭の内容も茶髪化しており、服装や行い、言葉など全ての点で日本の伝統的な美意識を逸脱している。もちろん食生活も崩れ、その結果、形や質の全てで、日本人の体とは別な生物と化している。

さらに、茶髪を容認している家庭もそれなりであり、それなりの食生活となり、家族も相応の体となる。そのような人や家族を容認する社会も、当然、同じ傾向の価値観を共有し、同じ傾向の食となり、同じような体となる。とすれば、限定した部分のみを見て、茶髪を容認するのは間違っていることになる。総合的評価から見た見解を守る必要がある、というのが私の考えである。

全体と部分を透視し、統合して評価する目から見れば、当然、私のように見えるのだと思うのだが、残念ながら近年、部分や表面のみしか見ない傾向が強まり、全体や深部、質を同時に見る力が衰退してしまったと思う。

病んだ口腔をのぞくと
私の目には
病んだ社会が重なって見える

「癒しの思想」（一九八四年）の裏表紙に、私はそう記したが、これは一貫した私の視座であり、それが全人医学観の基本を形成している。

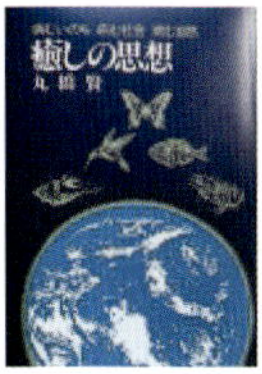

病むいのち　病む社会　病む自然。それを統合して透視する全人的視点は一貫している

近年の、特に「学問のす、め」に象徴される浅薄な実学主義的日本の技術偏重傾向は、全体や本質を見抜く視力をますます失わせたと、私は考えている。日本の第一次戦後派が見据えようとしていた抽象や本質、論理などを見る目を、もう一度復権したいものである。第一次戦後派世代の「荒地派」の詩人、鮎川信夫や田村隆一などの世界をわかる現代人がいまどのくらいいるのであろうか。

「橋上の人」（鮎川信夫）より
橋上の人よ、あなたは
秘密にみちた部屋や
親しい者のまなざしや
書籍や窓やペンをすてて、
いくつもの通路をぬけ、
いくつもの町をすぎ、
いつか遠く橋のうえにやって
きた。
いま、あなたは嘔気をこらえ、
水晶　花　貝殻が、世界の空に
炸裂する真昼の花火を夢みて
いる。

民族はその食以上の能力はない

世界の国々を見て、民族はその食以上のことはできない、というのが私の感想である。食がおいしく、美しい国は、お皿などの陶器、金細工などの工芸品、織物などの全てが総体的に美しく、人間性も奥行きがある。建物や街並みも美しい。それに加えて言いたいのは、人々の体が人間の原形から崩れていないという点である。

反対に、アメリカ、ブラジルなどの新興国の料理は、ただ肉を焼くだけで、他の全ての工芸、行い、礼儀なども含めて粗雑である。

レベルの高い料理をするのには、高度な配慮、技術やコツ、それを伝える家族や社会などの伝統がしっかりしていなければならないから、それを伝え、守っている国では、他の点でも能力を高いレベルに維持していると考えられる。

食も含め、伝統は一朝一夕につくることはできず、それを守っていくのには崩してはいけない事が沢山ある。ヨーロッパを見ればわかる。自分の家を建てたり直したりするのにも自由にレンガの色を選ぶこともできず、自分の庭の木を切っても罰せられる。法律や習慣によって禁止や制限をされていることが沢山ある。そうして、美意識、暮らし、食などの全てが守られているのである。それらを守る責任を果たしてはじめて、大きな人権が与えられるのである。

こうして守られた文化の下で、変わることのない体や精神も維持される。

人間が人間らしく生存し続けるためには、その基本として、人間の生物学的生存条件が崩れずに保守されることが不可欠である。この条件を守り続ける頑なな思想、伝統、文化が必要で、それが私の強く主張したい、いのちの保守主義である。

真の保守主義のない日本

日本では保守という言葉に対する嫌悪感が強いが、その理由は二つあると思う。その第一は本質的な問題であるが、日本には本当の価値ある保守主義、つまり人々が、それを守った方が有利だと感ぜられる精神的基軸が無かったのではないかと思われる点である。丸山真男は「日本の思想」の中で「自己を歴史的に位置づけるような中核あるいは座標軸に当たる思想的伝統はわが国には形成されなかった」と述べている。思想が論争や対決の継続の上に蓄積されるという原理が、我が国では働かなかったためだと言っている。

そこで日本の保守主義の主張を研究してみると「如何なる政権の下においても、国民の間に天皇信仰が何らかの程度で存在していた」（戦後を疑う・清水幾太郎）とし、天皇を中心に日本民族の統一を保つのが日本民族の合意であった、とする意見が中心を占めると思う。

しかし天皇への批判を封じられた無条件の信仰によって、何となく統一を保ってきたとしたら、そこに人々が守るべき価値の実体は見えない。それよりも、守るべきものを守る人々の明確な顔（主体）が見えない。

清水幾太郎は、教育とは「年少の人間に民族の文化的遺産を伝達する」保守的な仕事である、と言い、その教育観の基本は正しいと思うが、保守すべき価値ある遺産の少ない日本の体制は、敗戦とともに開放された民衆から背を向けられ、それを伝習すべき教育とともに崩れたのではないか、と私は考える。天皇制を保守し、鬼畜米英を叫んだ日本の保守勢力は今、全く無原則に米英追従に転向している。守るべき理念のない保守の姿を無惨に見せつけられる。利権は野合し、理念は対立するが、日本の保守勢力とは利権を中心に固く野合した勢力である実体が、日本において保守という言葉が嫌われる第二の理由であろう。利権集団は、金のためなら自然も文化も、民族の存立基盤も簡単に売り渡す。残念ながら日本には、真の保守主義は存在しない。

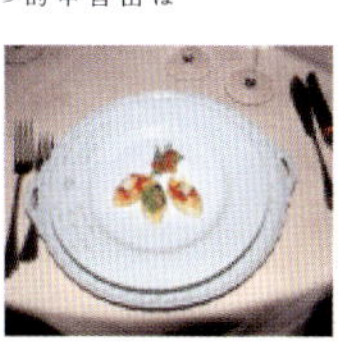
イタリアのレストランで。美味しく、美しく、お皿も素晴らしい。伝統を守るヨーロッパは生きのびると思う

容認してはいけないこと

利権は保守するが、国民が永く健全に生きていける条件を保証する枠組みを厳しく保守しようとする気のないエセ保守勢力しか存在しない日本では、枠組みを踏みはずしてはいけないと言う人がいなくなってしまった。その結果、食事は何でも好き嫌いなく、残さず食べなさい、歩きながら食べるのはお行儀悪いからダメ、茶髪などやめて日本民族の良さに自負を持ちなさい、学校へはきちんとした服装で行きなさい、などという文化の規範が全てと言ってよいほど壊されてしまった。狭い部分で見れば、茶髪もラフな服装で登校するのも、それ自体では大きな意味が無いようにも言える。しかしそれは違う。茶髪の選手が日本代表チームとして国際試合に出ても誰もダメと言わない現状は更に問題が大きい。その基本で、日本の価値観や美意識そのものが壊れているのだ。そのような文化破壊が、自由の擁護のように語られるのはもう救い難い。美意識や価値観が崩れると、食やライフスタイルなどの全てが崩れる。この結果、人間としての形が崩れ、精神も機能も崩れた日本人が周囲に溢れるようになってしまった。これは世界的に見て、日本に突出した現象であることを知って欲しい。マハティール氏から日本人は誇りを取り戻せと言われる前に、私たちはいのちの保守宣言をしなければならなかったと思う。

5-8 いのち第 23 号「いのちの保守宣言」丸橋賢

また第23号の巻頭詩にも、同じ思想が表れています（無署名ですが、渡辺浅乃さんの筆によるものです）。渡辺浅乃さんの詩にも、私の記事にも、心の目を開き、俗なるくもりを払い、ほんとうのことを見ることから思索を出発させようとする姿勢が明らかです。会には、心良き人びとがたくさん集まってくれましたが、その理由の一つにはこの姿勢があるのでしょう。

「医・農・智〈渡辺浅乃〉」巻頭詩より（いのち第23号、平成16年11月25日）

知識ではない　智恵
今を変革する　勇気
消すことのない　希望

意味が生を支えるとき
育み合う　いのちのダイナミズム
いのちの感性が　甦えるとき
自分という確信が育つ

いのちを　育てる
い・の・ち

会でも「いのち」でも、個人の食と健康のことを常に見つめながら、文化、自然、人間の営みといった、人間の全体性への視野を忘れたことはありません。地球を視野に入れつつ、一つの生命を見つめています。結果として、哲学的な精神のありように踏み込む話も含まれることもありますが、たとえどんなに難しいテーマだとしてもそこから話をそらさず、しかもいかに伝わりやすく扱えるかが、大切だと感じています。

人間の営みを地球の広さで見つめ、人類学的時間、つまり何百億年の時間で見つめ、同時に哲学的な深みへのまなざしを忘れない、これを妥協して捨てたら、三十五年の長きにわたり、人びとがこんなに多く会に集うことはなかったでしょう。

人が求めているのは結局、「本当のこと」なのでしょう。それを探り、それが見えてくる会だからこそ、一回三時間半という長丁場にもかかわらず、参加者は食い入るように聞き、考えるのだと思います。

家族を変え、文化を変える

会は単なる健康教室ではなく、生き方教室であるべきだという思いを、私はいつでも忘れたことはありません。会で繰り返し強調することがあります。それは「いのちは人でも動植物でも環境に支配され、その姿も運命も変わる。あなたのいのちも、愛しい家族も結局、環境に左右されてしまう。だから時代に流されるだけの生き方をしてはいけない」ということです。

自分が目覚めれば、家族という小環境を変えることができます。社会という環境は確かに大きいですが、家族という小環境から成り立っていることは事実です。ですから、自分のいのちの声に従って、家族を変え、同じ姿勢で隣人に、職場の同僚に、友人に、いつも平静な心で語り続けることが大切なのです。すぐには理解されないでしょう。しかし地道に、一人、二人、三人へ……と語り続けることで、いつかふと気づく人がいるはずです。

一人の力には限りがあります。すぐには人間や世界の流れは変わらないかも知れません。それでもその正攻法しか、本当に変わる道はないのです。あきらめないで、いつも自分の心を保ち、自分の顔、自分の目をして、自分の言葉で語りかけてゆきましょう。決してあきらめないで自分の顔を示し続ける、それだけが人間としての存在証明なのです。

全ての生物の中で、人間だけが積極的に環境に働きかけ、自然環境も文化環境も変えてきました。変えてきたということは、今後も変えられるということです。しかし、悪い方にだけしか変えられず、良い方向に変える力が無いならば、果して人間に存在価値はあるのでしょうか。個人も、人間によって作られる文化の流れの中に、ただ浮遊し、押し流されるだけの存在であるならば、個人としての存在証明があると言えるのでしょうか。否です。

私は決して状況に流されない、強烈な個性を持った個人こそが、人間としての存在証明であり、人間の歴史にとっての安全装置であると考えています。

また多くの人びとは、理のある考え方によってのみ、自分の存在意義について魂をゆすぶられ、心を開き、行動するエネルギーを湧き上がらせるのだと思います。社会や歴史に参加できる視点が育ち、それに沿った人間的な生き方が再発見され、それを守る力を得た結果として、人間的な健康を手にできる健康教室。それが会の力の本質だと、私は確信しています。

コラム　活動日誌

「良い歯の会」の活動は年とともに活発になりました。例会、特別講演会の主催の他に、外部から依頼される講演会も増えました。この頃の活動日誌を「いのち」から取ってみましょう(下図)。

また当時の医院の雰囲気を伝えるために、お知らせ(いのち第7号、昭和63年6月1日)も付します。当院では現在も食品コーナーを設け、無農薬野菜などを販売しています。

「お知らせ　丸橋歯科の食品コーナーが更に充実しました」

無農薬野菜…毎週火土よう日入荷

パン(未精白、天然酵母)…毎週火水木よう日入荷

牛乳(低温殺菌)…毎週木よう日入荷

豆腐、納豆(国産大豆使用)…毎週月木よう日入荷

その他、玄米、海草、小魚、調味料(みそ、しょうゆ、塩、ソース、酢)、油、菓子などは常時あります。厳選したものを置いてありますので安心してご利用ください。

「良い歯の会」
活動日誌

62・7・20吾妻町立坂上中学校で講演
8・8第74回　良い歯の会
8・9長野臨床小児科研究会で講演
8・18桐生農業改良普及所で講演
8・25吾妻太田幼稚園で講演
9・9ODRで講演①
9・12第75回　良い歯の会
9・27長野原地区三校一園合同PTA総会で講演
10・5水戸MOA本部で講演
10・14農業教育研修所で講演
10・14ODRで講演②
10・17第76回　良い歯の会
10・19草津町母子保健推進員会で講演
10・23教育要求実現群馬県集会で講演
11・1日本歯科東洋医学会で講演
11・1合成洗剤問題研究会で講演
11・7長崎歯科医師会で講演
11・11ODRで講演③
11・14第77回　良い歯の会
11・24鳥取県西部歯科医師会で講演
11・28日本看護協会で講演
12・2農協中央会教育部で講演
12・12第78回　良い歯の会
12・17農協中央会幹部研修会で講演
63・1・7岩手県教育委員会で講演
1・9第79回良い歯の会
1・30社会教育発足準備会で講演
2・5農村婦人生活講座で講演
2・7栃木県歯科衛生士会で講演
2・13第80回　良い歯の会
2・28GC友の会札幌で講演
3・4栃木県農協中央会で講演
3・12第81回　良い歯の会
3・20四万十川上流淡水漁協で講演
3・23江戸川区歯科医師会で講演
4・9第82回　良い歯の会
4・19埼玉県農協中央会で講演
4・19渋川市古巻農協で講演
4・28安中実業高校で講演
5・14第83回　良い歯の会

「活動日誌」(いのち第7号、昭和63年6月1日)

第6章
退化を乗り越える

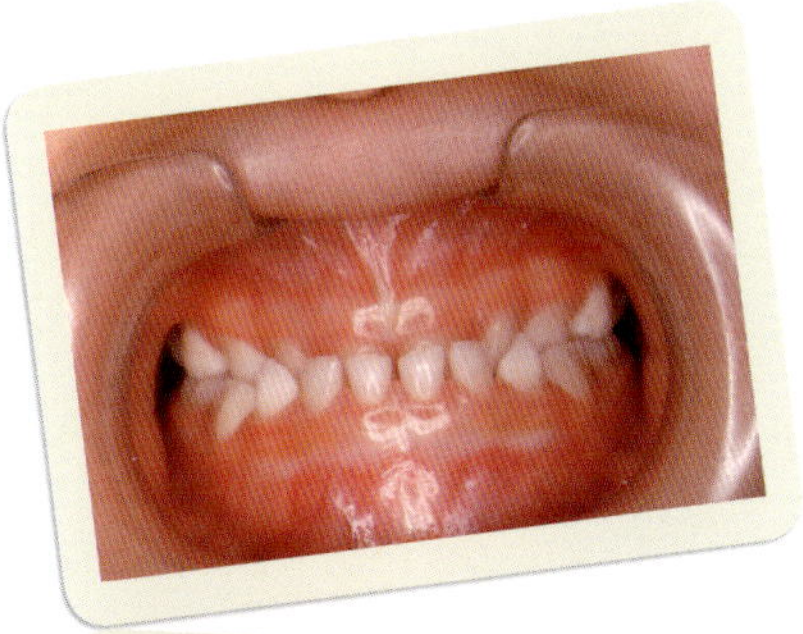

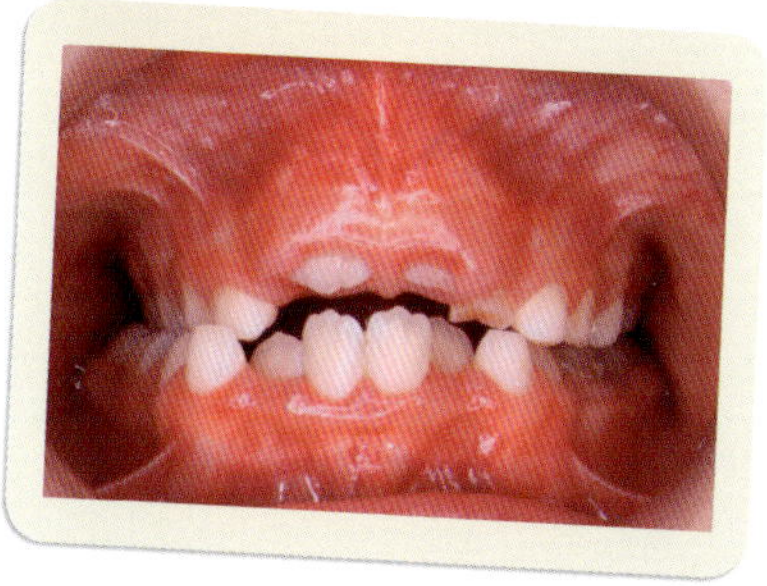

退化する子どもたちの歯

退化病という異常事態と向き合う

新しい歯周病の治療理論と治療法を確立した後、臨床家としての私の仕事と、「良い歯の会」のテーマは、現代日本人に増加してきた「退化」に重点を移してゆきます。

私が、退化と呼ぶ異常は、軟食が進行し、咬む回数や力が減り、顎が小さく細くなり、歯が整ったアーチ（歯列弓）上に並びきれなくなり、歪んだ乱杭歯（クラウディングなど）が増えた結果、出現した異常です。そこから引き起こされる症状はとても深刻で、身心の全てに及びます。

歯列が乱れると、上下の歯の咬合がずれたまま、咬むようになります。その結果、下顎が体の重心から、左右・前後・高低方向といった三次元的に、偏位します。下顎の偏位により、頭の重心が体の正中からずれてしまいます。すると体の重心を守るために、脊柱を彎曲させ、倒れないようにする防御姿勢をとることになります。脊柱側彎、つまり姿勢の歪みは全身の筋肉のバランスを乱し、骨格に沿って走る神経系の働きも乱すことになります。

身体的な症状としては、肩・首・背中のこり、腰や足の痛み、頭痛、腕や手指の運動障害など、多岐にわたります。より深刻なのは精神面での異常です。最近増加しているうつ症状には多くの場合、咬合異常が関与しています。無気力、引きこもり、家庭内暴力や、人間関係の不適応といった状態も、咬み合わせを正すと治ったり、改善したりした例が数多くみられます。

いのちでは、第14号（平成7年8月1日）6-1あたりから、この問題に注目した記事が目立ってきます。いのち第15号（平成8年7月20日）6-2でも、連続してこの退化に関するテーマを取り上げています。

「心と体の退化病と闘う〈丸橋賢〉」より（いのち第14号、平成7年8月1日）6-1

大学時代、同級生の多くは、体の弱い丸橋は、早く死ぬであろうと考えていたようである。十二指腸潰瘍（かいよう）で大学病院に通ってばかりいて、ほおはこけて青白く、夜は胃の辺りに痛みに近い違和感を覚えて眠れず、体重は五〇キログラムを切っていた。いつも具合が悪いと言っているそんな私を見て、同級生がそう思ったのは当然であった。

子どものころから、いつも私は体が弱かった。小学生のころは腎（じん）炎で長く学校を休み、中耳炎をよく起こし、頭が痛くない時はなかった。だれでも子どものころはこんなに具合が悪いのだろうか、ひとときでも、五月晴れのように爽（そう）快な気分になれないものであろうか、いつも考えていた。（中略）

大学時代が最悪だった。入学歓迎コンパでトリスをコップで一気飲みさせられ、二日間吐き続けて以後、胃の辺りの痛みはさらにひどくなり、慢性化した。大学病院では十二指腸潰瘍と言われ、ずっと薬を飲み続けた。体重が減り、風が吹いても体がふらついた。そんな体でよく酒を飲み、文学仲間と不規則な生活を続けたのだった。

一九七四年開業した私は、一九七九年、急性膵（すい）炎を起こし、入院した。生命にかかわる病気であった。急性膵炎は何とかくい止めたが、それは慢性化し、いつも下痢と腹痛が続くことになってしまった。（中略）

急性膵炎で入院して以来、私は食事の改善に関心をもった。歯科医として臨床の現場で歯周病治療に取り組み、なかなか治らない症例を見ていた経験から、局部的な治療だけでは人間は本当には治らないのではないかと考えるようになっていたことも背景にあり、私は、食事改善の研究に力を入れ、実践もしたのである。

それまでの朝食は、ジャム付きパンに砂糖入り紅茶、ハムエッグなどが主であった。それをコンブ、ニボシ、干しシイタケでダシを取り、たくさんの野菜を入れた具だくさんのみそ汁、一分づき米のご飯か全粒粉天然酵母パン、納豆三分の一パック、牛乳少々、コマツナ等のおひたしに生野菜、果物少々、というメニューに大きく変化させた。（中略）

栄養学的な勉強や研究をずいぶん行い、その結果を歯周病治療の基礎として臨床に応用も始めた。成果は目に見えて上がった。慢性膵炎は消え、肩こりもひどかったのが軽くなり、咬（こう）合の調整や運動も行った結果、不快症状は完全に消えた。歯周病治療の成績を見ても、食事改善による生命力向上の効果は一目瞭（りょう）然であった。

現在の私は、休養する暇もないハードスケジュールを健康な体でこなしている。（中略）

現代人の心身の退化は著しいもので、私は危機的状況であると考えている。身体的退化につ

（1） 平成7年8月1日　　いのち　　第14号

「良い歯の会」機関紙

いのち

医・農・智

ある暑い日
排ガスと土いきれ
思わず息をとめた
少したって
生垣の間を通りぬける　と、
なつかしく　ホッとする匂い
立ち止まり　大きく深呼吸
息づく細胞
いのちを感じる　瞬間
い・の・ち　（わたなべ）

第14号
発行
丸橋歯科「良い歯の会」
発行所　高崎市連雀町91
TEL0273-23-9524
FAX0273-22-3176

心と体の退化病と闘う

丸橋　賢

●弱い体で強く生きて

大学時代、同級生の多くは、体の弱い丸橋は、早く死ぬであろうと考えていたようである。十二指腸潰瘍（かいよう）で大学病院に通ってばかりいて、ほおはこけて青白く、夜は胃の辺りに痛みに近い違和感を覚えて眠れず、体重は五〇キログラムを切っていた。いつも具合が悪いと言っているそんな私を見て、同級生がそう思ったのは当然であった。

子どものころから、いつも私は体が弱かった。小学生のころは腎（じん）炎で長く学校を休み、中耳炎をよく起こし、頭が痛くない時はなかった。だれでも子どものころはこんなに具合が悪いのだろうか、ひとときでも、五月晴れのように爽（そう）快な気分になれないものであろうか、いつも考えていた。

特に腎炎にかかってからは、水に入ることや運動も禁じられ、夏の光の下で川で泳ぐ友や、運動会の練習をする同級生を、遠くから眺めているしかなかった。

そんな私に、母はよく言った。「お前を育てる時は満足なものを食べさせることができなかったし、私も食べられなくてお乳が出なかった。それでお前は弱い体になってしまった。申し訳ない」と。

高校に入学してからがまた悪かった。下宿しての通学で食事も偏りがちだったし、お昼は毎日学校の売店でパンと牛乳だった。調子は耐え難く悪く、病院では肝臓が悪いと言われ、ずっと通院が続いたが少しも良くならなかった。成長期の高校時代が、あの食事で満足な体が育つはずはないと今になって考えている。

大学時代が最悪だった。入学歓迎コンパでトリスをコップで一気飲みさせられ、二日間吐き続けて以後、胃の辺りの痛みはさらにひどくなり、慢性化した。大学病院では十二指腸潰瘍と言われ、ずっと薬を飲み続けた。体重が減り、風が吹いても体がふらついた。そんな体でよく酒を飲み、文学仲間と不規則な生活を続けたのだった。

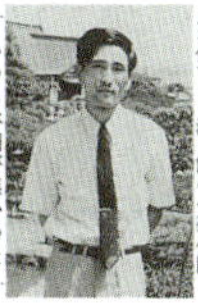

いつも体調が悪かった大学時代の私

一九七四年開業した私は、一九七九年、急性膵（すい）炎を起こし、入院した。生命にかかわる病気であった。急性膵炎は何とかくい止めたが、それは慢性化し、いつも下痢と腹痛が続くことになってしまった。

親類に会うと常に「賢は顔色がわるいね」と言われていたし、私ももう元気になれることはないと考えていた。体調に関しては、私にはつらい記憶ばかりが残っている。

●弱い心を抱えて

体が弱かったことや、両親が教員をしていたせいもあってか、小学校に入ると私はすぐにいじめに遭った。仲間はずれにされ、雪の校庭を素足で走らされたりした。賢（マサル）の名前からサルと呼ばれ、一緒に遊んでもらえなかった。小学生ながら、そのころ、私をいじめた中心人物を、今でも私は決して忘れていない。また、そんな私に優しい言葉をかけてくれた友達の顔も決して忘れることはない。

ある時、校庭で皆は陣取りごっこをしていた。当然、私は仲間に入れてもらえなかった。その時、皆から離れて一人で砂場にいた私に、一人の同級生が笑顔で話しかけてきた。そして一緒に遊んでくれた。その友人の顔を、私は一生忘れることはないだろう。もし私が彼の力になれる時があれば、決して力を惜しまないであろう。

一人っ子であった私は、見知らぬ人に、なじむことが不得意でもあった。山に囲まれた田舎に育って、都会の雰囲気になかなか解け込めず、いつも気が疲れた。今考えても、心傷つきやすい少年時代を過ごしたと思う。

●私の体を強くしたもの

急性膵炎で入院して以来、私は食事の改善に関心をもった。歯科医として臨床の現場で歯周病治療に取り組み、なかなか治らない症例を見ていた経験から、局部的な治療だけでは人間は本当には治らないのではないかと考えるようになっていたことも背景にあり、私は、食事改善の研究に力を入れ、実践もしたのである。

それまでの朝食は、ジャム付きパンに砂糖入り紅茶、ハムエッグなどが主であった。それをコンブ、ニボシ、干しシイタケでダシを取り、たくさんの野菜を入れた具だくさんのみそ汁、一分づき米のご飯か全粒粉天然酵母パン、納豆三分の一パック、牛乳少々、コマツナ等のおひたしに生野菜、果物少々、というメニューに大きく変化させた。

昼もいつもヒレカツ定食など出前をとっていたが、お弁当にした。夜はいつも肉料理であったが、野菜・海藻を増やし、魚や豆腐などに変えた。

栄養学的な勉強や研究をずいぶん行い、その結果を歯周病治療の基礎として臨床に応用も始めた。成果は目に見えて上がった。慢性膵炎は消え、肩こりもひどかったのが軽くなり、咬（こう）合の調整や運動も行った結果、不快症状は完全に消えた。歯周病治療の成績を見ても、食事改善による生命力向上の効果は一目瞭（りょう）然であった。

現在の私は、休養する暇もないハードスケジュールを健康な体でこなしている。患者さんの予約は重荷すぎるほど多く、息つく暇もない。昨夜は十二時近くまで会議で、今、秋田に講演に向かう列車の中で本稿を書いている。明日の日曜の帰宅は夜中である。月曜日は朝から治療予約がいっぱいで、夜もまた会議である。ずっとそんな生活で床屋に行く暇もないが、元気である。

最近、鉄アレイを使った運動量を増やしている。朝夕は犬を連れて走っている。食事改善と、適度な運動は、病弱な私の体質を全く変えてくれたようである。

●強く生きる決心

人生に苦難はつきものである。特に、自分の生き方や理想を通そうとすれば、必ずその反動にあう仕組みになっている。個人的に深い悲しみも、じっと持ち続けている。

今、苦しい時、絶望的な時に私は思い起こすことが幾つもある。いつも体調が悪く、苦しかった少年時代の記憶も、今はこう思い起こす。あのくらいずっと苦しかったのだから、今の方がずっと良い。敗戦時に育った貧しい経験も〝あの時に比べればずっと楽だ〟と今、思う。

村では小遣い稼ぎに、薪の背負い出しを小学生たちがやったものだが、小さい体に欲張って五束もの薪をくくりつけて背負い、凍りついた山面を、一歩一歩、土に足を食い込ませながら、歯を食いしばって下りた。あの頑張りと比べたら〝まだ頑張れる〟と私は思う。苦しい受験勉強の経験も、あの努力をすれば〝今の苦難も乗り越えられる〟と思い起こす。体力の限界まで挑んだ登山の体験も、今の私を強いものにしている。

いや、私の苦難など、それでもまだ大したものではない。飢えて敗走し、友兵を食べて生きた兵士たちの苦難に比べ、登山の苦しい経験などまだ甘すぎる。あのアウシュビッツを生き抜いたフランクル博士の精神を思い起こせば、人生に恐れるものはないはずだ。

弱い心を抱え、苦しみながら、私はささやかな自分の体験と、戦後思想史を学び、戦争と戦後を生きた人々の生きざまと思想を追体験し、それらの人々の体験を思い起こしつつ、少しずつ、私は強くなれたと思う。私は今、どのようなことがあっても強く生きようと思っている。強く生きる心が、また生命そのものも強くすることを、私は体で知っている。

●身体と心の退化を越えて

現代人の心身の退化は著しいもので、私は危機的状況であると考えている。身体的退化については今までも何回も書いた。顎（がく）骨は退化して小さく、歯列と咬合は不正で、肩こり、頭痛、腰痛などが著しいのみではなく、精神的にまで異常をきたしている人があまりにも多い。

私は、人間が個としても類としても滅亡するような悲劇は避けたいものだと願っている。しかし、現実的には、現代人は退化への道を突き進んでいる。人間が人間であることを失わないために、私は次の点を強く訴えたい。

第一は、身体的に人間であり続けるために、人間に必要な食や運動を十分に取り入れた生活を保つことである。それによって、どれだけ健康的になるか、自身の体験からも、患者さんの治療経験からもその効果は確信している。

第二は『人間は考える葦（あし）である』と言われ『われ思う、ゆえにわれあり』と言われたように思惟（しい）すること、自分で考え、自分で責任をもって判断する習慣を、教育や文化として確立することである。受験勉強と、低俗テレビ・漫画で育ち、自分で苦労をし、自分で考えることを放棄した世代が、自己を失いつつあるのは非常に危険である。

自己を失った人間は不安から逃れ、実在感を求めて、権力依存傾向を強めやすい。オウム事件も小さなその一つの現象である。低俗番組に支配され、国民の多くが魂を失った、もっと恐ろしい状況もあり得ると私は思う。

退化病、人類を滅ぼすこの病を越える道は、人間的に暮らすことと、思惟する自己を守ることである。

6-1　いのち第14号「心と体の退化病と闘う」丸橋賢

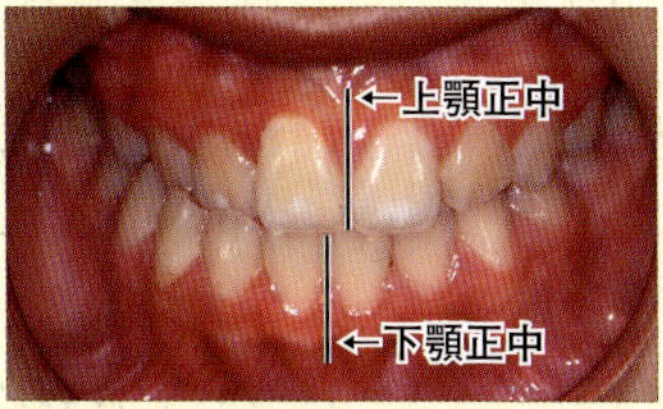

6-2
いのち第15号「大淘汰がやってくる」掲載写真より。下の顎が右（向かって左）に3mmずれている（小6女子）。今の子どもたちのほとんどがこのように左右どちらかにずれている

いては、今までも何回も書いた。顎（がく）骨は退化して小さく、歯列と咬合は不正で、肩こり、頭痛、腰痛などが著しいのみではなく、精神的にまで異常をきたしている人があまりにも多い。

私は、人間が個としても類としても滅亡するような悲劇は避けたいものだと願っている。しかし、現実的には、現代人は退化への道を突き進んでいる。人間が人間であることを失わないために、私は次の点を強く訴えたい。

第一は、身体的に人間であり続けるために、人間に必要な食や運動を十分に取り入れた生活を保つことである。それによって、どれだけ健康的になるか、自身の体験からも、患者さんの治療経験からも、その効果は確信している。

第二は『人間は考える葦（あし）である』と言われ『われ思う、ゆえにわれあり』と言われたように思惟（しい）すること、自分で考え、自分で責任をもって判断する習慣を、教育や文化として確立することである。（中略）

自己を失った人間は不安から逃れ、実在感を求めて、権力依存傾向を強めやすい。オウム事件も小さなその一つの現象である。低俗番組に支配され、国民の多くが魂を失った、もっと恐ろしい状況もあり得ると私は思う。

退化病、人類を滅ぼすこの病を越える道は、人間的に暮らすことと、思惟する自己を守ることである。

当院でも病院をあげて研究に取り組みました。詳しい内容は割愛しますが、その結果、重大な事実が次々に明らかになりました。

日本人の人類学的なルーツである〝モンゴロイド〟の調査研究から、軟食化とともに退化が進行していることがわかりました。研究の対象としたのは、ケニアのマサイ族や、モンゴルの遊牧民と都市生活者間の比較調査、ブータンの田舎と都市生活者間の比較調査などです。国内では、食事に戒律のある宗派の方の調査も行いました。これらの調査結果については、学会での発表も行っています。

拙著でも、これらの現状や治療法についてはたびたび取り上げています（『よくわかる顎関節症の予防と治療』農文協、『全人歯科革命』春秋社、『退化する若者たち』『心と体の不調は「歯」が原因だった』ＰＨＰ研究所、『体調不良は歯で治る』角川学芸出版、『生きる力』紀伊國屋書店）。また、当院の咬合専門医である亀井琢正医師が『咬み合わせ不良の予防と治療』（農文協）を、矯正治療担当の海老澤博医師が『正しい「歯の矯正」の本』（農文協）を著し、歯列矯正による治療法などを紹介しています。

チーム医療による治療法の確立

退化の根本的な分析や解決策は、人類学的視点から見なければ決してわかりません。幸い、人類学者で京都大学名誉教授である茂原信生先生の薫陶を受けるチャンスに恵まれました。茂原先生には、私が学生当時、東北大学の若き研究者として遇する機会を得ました。その後、京都大学霊長類研究所所長などを歴任され、世界を舞台に研究活動をされた方です。「ヒトのアゴはどのように退化したのか〈茂原信生〉」（いのち第13号、平成6年7月28日）[6-3]という寄稿もいただき、幾多の指導を得ることができました。

　このようにして、私自身の臨床家としての研究視点が定まっていき、治療法の研究も進みました。今までなかった画期的な概念として「歯の矯正をする際に、下顎の重心を体の正中に合わせること」があります。

　これは、咬合不良から下顎偏位が起きて姿勢が歪み、発症する異常に対する治療法です。下顎位を正中に補正して誘導し、その上下の顎位を安定させます。さらに矯正や補綴を用いて、咬合を再建していきます。下顎が偏位している場合には、まず下顎を、スプリントや仮歯を用いて三次元的に正中へと誘導します。そしてその位置で咬めるように、歯を動かしたり補綴を行ったりします（矯正と補綴と両方用いる場合もある）。

　ただし、下顎の重心を体の正中に合わせるように位置を補正誘導し、さらに上下の歯を美しく、しかも安定して咬めるように矯正する仕事は、簡単なものではありません。もともと下顎位に偏位があって上下の歯がそこで咬み合っていた場合、下顎を三次元的に正しい位置に移動すれば、上下の歯は咬み合わなくなってしまいます。これを矯正するのは、いってみれば空中

（3） 平成6年7月28日　　いのち　　第13号

ヒトのアゴはどのように退化したのか

獨協医科大学助教授　茂原信生

生物には「ある方向に形の変化を始めると、その方向にどんどん変化が進み元に戻ることはできない」という法則があります。例えば、高いところの木の葉がなくなって、地表にしか食物となる葉がないようになれば、キリンは滅びるよりほかありません。キリンの首はもう短くはならないのです。

同じように、退化しつつある私たちのアゴは、もう元に戻ることはできないかもしれません。しかし、忘れてならないのはキリンの首が長くなったのは「生活の必要性」からだったということです。ネズミのしっぽを切り続けても、しっぽの短いネズミが生まれてくるわけではありません。しっぽを切られることは、ネズミにとっては病気のようなものだからです。

アゴの退化はなぜ起こるのでしょうか。このことを理解するには、噛まないで食べられるアリを食べるようになったアリクイのアゴが、ほとんどなくなってしまったことを見れば分かります。ただ、誤解しないでいただきたいのは、彼らは決して不健康な生活を送っているわけではないことです。「生活の必要性」からアゴを退化させてきたからです。

ヒトのアゴが退化し始めたのはいつからでしょう。道具を使い、火を使い始めてからです。人類の特徴である「文化」を持ったまさにその時から、アゴが退化し始めたのです。ヒトのアゴの退化は、進化的に見ると避けようのない現象なのです。しかし、そこに見られる病的な退化は避けることができるものです。食事の内容や、口の中の手入れによって避けられるものがあることは多くの歯科医が指摘しています。

もちろん、人類学的にみてもある範囲内でアゴの退化を防ぐことはできます。そのためには、栄養のあるものをとるだけでいいという訳ではありません。それだけではだめなことは、戦後の日本人の食生活を見れば一目瞭然です。（最近の食事が本当に栄養が豊かかどうかは疑問の残るところですが）

必要なのは「どのように食べるか」「どれだけ咀しゃくし、どれだけ吸収されるか」、あるいは「有害なものはないか」ということで、これらは栄養が豊富かどうかの問題とは全く別の問題です。

先に述べたアリクイのアゴの退化は数十万年、数百万年という時間をかけて成し遂げられたものです。しかし、現代の私たちのアゴの退化の様相は全く違っています。なぜなら、私たちのアゴの退化は数十年、せいぜい数百年の間の変化なのです。

食物を含めた環境の変化（特に体外での消化作用が急速に進んでいる）が、今までの生物の歴史にはなかった急激さなので、身体がついていけないのです。むしろ病的な変化なのです。身体はいろいろな部分のバランスの上に成り立っているのですから、アゴだけの急激な退化は身体の他の部分にも大きな影響を与えます。

それではアゴの退化を防ぐにはどうすればいいのでしょう。退化を逆転することはできませんが、少しでも食い止める方法は、アゴの適当な運動をすることです。特に子どものころのアゴの運動は一生の習慣になるので重要です。アゴの運動にはエアロビクスのようなものは必要ありません。適当に硬いものや繊維の多いものをよく噛めばいいのです。

体外消化が著しい現代の食事がさらに進んで、流し込むようにして食べる食事が、私たちのアゴや歯をいっそう退化させる方向に進んでいることは間違いありません。アゴの退化が及ぼす精神的な不健康さにも、気が付かなければなりません。

縄文時代から見ればムシ歯が増加し、歯槽骨は退縮し、きゃしゃなアゴに変化しているのが現実です。アゴを丈夫にすることは、健康な身体を作ることにつながります。健康そのものは目的ではありませんが、健康は私たちの生活を支える源にもなるのです。

自分で意識して食事をしないかぎり、アゴの病的な退化は進行し、体のいろいろな部分に影響を及ぼしていくでしょう。徳川将軍家の長い歴史はアゴの退化の歴史を如実に示していますし、ヒトの残り物を食べてきたイヌは、ヒトの将来を先取りして、身をもってそのことを私たちに示しています。

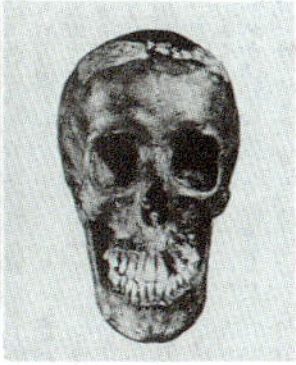

徳川将軍家慶の頭蓋（がい）骨。庶民と違いぜいたくな食事をしていた将軍は、アゴが細く退化している。歯周病やムシバにもなっている。

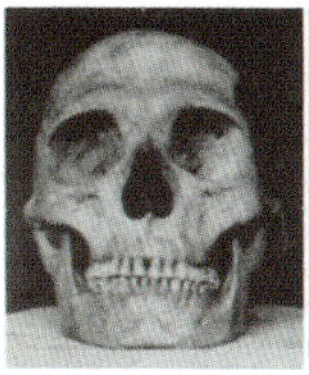

古代人の頭蓋骨。左の将軍のアゴと比較してください。見事に発達している。歯並びも良く歯周病やムシバもない。

6-3 いのち第13号「ヒトのアゴはどのように退化したのか」茂原信生

間違った矯正治療の弊害

矯正担当　丸橋裕子

子どもたちを正しい咬み合わせに誘導したり、補綴処置や咬合治療だけでは解決できない不正咬合を治すために、矯正治療は非常に有効な手段です。矯正治療によって長年の悩みから解放された患者さんはとても喜んでくれます。

しかし、今回の特集の手記にもあるように、間違った矯正治療で今までよりもっと大きな苦しみを抱えてしまうこともあります。

間違った矯正治療と一口に言いましたが、これには大きく分けて二つの問題があると思います。

一つは診断や治療技術の稚拙によって引き起こされるもので、歯牙のそろうスペースがなく矯正上必要な抜歯をしなければならないのに無理にそろえようと何年もかかり、一向にらちの明かないケースや、歯牙に許容限度以上の無理な力を加えたために歯根が吸収してグラグラになってしまったケースなどです。これは担当した矯正医が、うまくいっていないことを患者さんに告げるかどうかは別として、認識している問題です。

もう一つは、最近になって気付かれてきた問題です。矯正治療によって口腔内が狭くなったために舌痛・息が苦しい・肩こり・頭痛・脱力感・うつ状態などの症状を訴える人が出てきたことです。また歯列が右や左へずれた状態で仕上げられてしまったため、顎偏位症による肩こり・頭痛・腰痛・手足のしびれなどの症状を訴える患者さんも出てきました。

しかし、この二つ目の問題は担当した矯正医はほとんど気付いていません。一見したところ歯列はこぢんまりときれいにそろい審美的には問題ないからです。患者さんの訴える不定愁訴は、矯正治療とは関係のない「患者さんの内科的・精神的な問題」と突き放されることが多いのです。

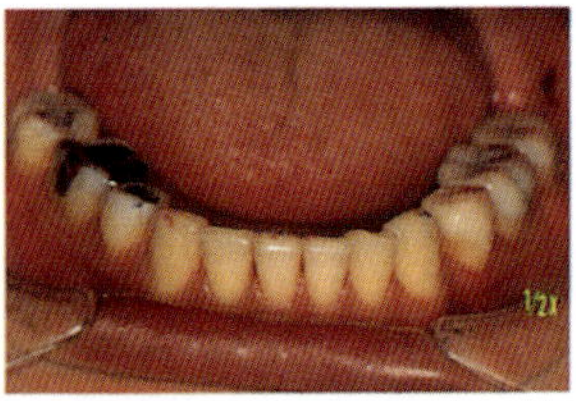

▲小臼歯左右1本ずつ抜いて矯正し、歯列のアーチが小さくなっている。口腔内が狭く、舌の居場所がない。

写真に見られるように、小さな下顎歯列弓の中で、患者さんの大きめな舌は安定した居場所を失い喉の方へ沈下するため、舌の痛みや息苦しさを訴えるようになるのです。舌の大きな患者は上下左右の第一小臼歯抜去で矯正治療すると、保定装置をやめた後に上下顎前歯ともに舌の力によって前方に押し戻されて抜歯部位にスペースがでてくることがあります。今までの患者さんはそうすることで舌の安定を図り、体の不調を起こさずにきたのではないかと思われます。

ところが、そういった体の抵抗力や適応力の弱くなった人たちの増加で問題点が浮上してきたのです。この患者さんは再度、矯正装置をつけ上下前歯の前方への拡大と、臼歯部の固定式のレジンスプリントで咬合挙上を図り、症状は著しく改善されました。

歯列が右や左へずれて仕上げられてしまった例は、咬合調整で可能な限り症状を取るか、もう一度矯正装置で良い方向へ誘導しなければなりませんが、一度動かしてしまったものを治していくのは、かなりやっかいです。

もともと顎が大きく偏位している人や不正咬合の程度のひどい人もいますから、矯正治療後の咬合状態だけを見て、理想的な咬合になっていないもの全てを矯正治療の失敗と言うことはできませんが、少なくとも患者さんがより良い咬み合わせに近づき、体調も良く元気で過ごせるようにならなければ、矯正治療をした意味がないことを歯科医も肝に銘じなければなりません。

そのためには、すべての問題点を矯正治療だけで解決しようとする考えから脱皮し、咬合治療や補綴治療、インプラントなどの力を結集し、患者さんにとって一番良い方法を模索する必要があるでしょう。また、わずかの前突感を問題にして抜歯治療を選んでしまうことにも慎重になる必要があるでしょう。矯正治療の大きな力をその弊害によって全否定してしまうことなく、正しく生かしたいと思います。

6-4 いのち第16号「間違った矯正治療の弊害」丸橋裕子

ブランコをするようなウルトラC級の技です。この治療法を一冊の本にまとめたものに、当院の医師の手による『正しい「歯の矯正」の本』（海老澤博著、農文協）があります。
「いのち」では、次のような記事を取り上げています。

「間違った矯正治療の弊害〈丸橋裕子〉」より（いのち第16号、平成9年9月10日）6-4

子どもたちを正しい咬み合わせに誘導したり、補綴処置や咬合治療だけでは解決できない不正咬合を治すために、矯正治療は非常に有効な手段です。矯正治療によって長年の悩みから解放された患者さんはとても喜んでくれます。（中略）

間違った矯正治療と一口に言いましたが、これには大きく分けて二つの問題があると思います。

一つは診断や治療技術の稚拙によって引き起こされるもので、歯牙のそろうスペースがなく矯正上必要な抜歯をしなければならないのに無理にそろえようと何年もかかり、一向にらちの明かないケースや、歯牙に許容限度以上の無理な力を加えたために歯根が吸収してグラグラになってしまったケースなどです。これは担当した矯正医が、うまくいっていないことを患者さんに告げるかどうかは別として、認識している問題です。

もう一つは、最近になって気付かれてきた問題です。矯正治療によって口腔内が狭くなったために舌痛・息が苦しい・肩こり・頭痛・脱力感・うつ状態などの症状を訴える人が出てきたことです。また歯列が右や左へずれた状態で仕上げられてしまったため、顎偏位症による肩こり・頭痛・腰痛・手足のしびれなどの症状を訴える患者さんも出てきました。
しかし、この二つ目の問題は担当した矯正医はほとんど気付いていません。一見したところ歯列はこぢんまりときれいにそろい審美的には問題ないからです。患者さんの訴える不定愁訴は、矯正治療とは関係のない「患者さんの内科的・精神的な問題」と突き放されることが多いのです。（中略）
もともと顎が大きく偏位している人や不正咬合の程度のひどい人もいますから、矯正治療後の咬合状態だけを見て、理想的な咬合になっていないもの全てを矯正治療の失敗と言うことはできませんが、少なくとも患者さんがより良い咬み合わせに近づき、体調も良く元気で過ごせるようにならなければ、矯正治療をした意味がないことを歯科医も肝に銘じなければなりません。（中略）
矯正治療の大きな力をその弊害によって全否定してしまうことなく、正しく生かしたいと思います。

「顎偏位症を予防する矯正治療の役割〈丸橋裕子〉」より（いのち第26号、平成19年9月1日）6-5

現代の日本人、特に若い人に下顎が偏位（ズレ）をおこしたために頭痛や肩こり、腰痛、その他様々な辛い症状を抱えて来院なさる方がとても増えています。そのような患者さんの改善

のため、咬合治療や補綴治療と力を合わせて矯正治療も努力しています。（中略）
戦後の日本では食生活が激変し、若い人の形態的な退化が驚く程の速さで進んでいるため、体がその変化に適応していくことが出来ずに様々な障害として顕在化しているのでしょう。食事の大部分を咬む必要もないように加工、調理された食品が占め、ほとんど咬むこともなくペットボトルの飲み物で流し込んでしまう若い人が多くなっています。
咬む力のかからなくなった顎はしっかりと発育の仕様もなくだらしなく開き、筋肉も顎関節も脆弱です。細い顎に並びきれない歯はでこぼこと乱れ、不正咬合が原因となって正しい顎位で咬みにくくなります。（中略）
子供たちの食事についてよく考え、咬むことの大切さを自覚させ実行できるように国全体で取り組むことが急務です。

体の歪みを再建する柱―インプラントと咬合治療

「良い歯の会」では現在、退化を予防するための食生活やライフスタイルについて理解を深めてもらうことで、かなり大きな効果がでています。退化の予防には、適切な食や運動をとり入れた生活が欠かせません。いったん異常が発生すると、そこから引き起こされる症状はとても苦痛で、日常生活が困難になる人も少なくありません。一人の人生に与える被害が甚大だか

(3)　平成19年9月1日

顎偏位症を予防する矯正治療の役割

丸橋全人歯科　矯正担当医　丸橋　裕子

現代の日本人、特に若い人に下顎が偏位(ズレ)をおこしたために頭痛や肩こり、腰痛、その他様々な辛い症状を抱えて来院なさる方がとても増えています。そのような患者さんの改善のため、咬合治療や補綴治療と力を合わせて矯正治療も努力しています。

なぜこの様なことが若い人に多発してきているかは院長の著書「退化する若者たち」に詳しく述べられています。その危機的状況に対する警鐘に是非耳を傾けていただきたいと思います。

元々の原因は「人類が咬まなくなった」ことに源を発しています。

猿人に比べホモ・サピエンス(現代人)は脳頭蓋が著しく拡大し、逆に顔面頭蓋が著しく退縮して歯も小さくなり数も先天性欠如が増えています。捕まえたり採集した食物をそのままよく咬みすりつぶして消化していたところから、脳の発達により煮たり焼いたりして料理し、口に入れる前に咀嚼済みの状態にすることを覚えてきました。働く必要がなくなってきた顎骨や歯が退化の道を辿っているのです。しかしこれは約250万年という長い長い年月をかけておこってきたことです。

ところが戦後の日本では食生活が激変し、若い人の形態的な退化が驚く程の速さで進んでいるため、体がその変化に適応していくことが出来ずに様々な障害として顕在化しているのでしょう。食事の大部分を咬む必要もないように加工、調理された食品が占め、ほとんど咬むこともなくペットボトルの飲み物で流し込んでしまう若い人が多くなっています。

咬む力のかからなくなった顎はしっかりと発育の仕様もなくだらしなく開き、筋肉も顎関節も脆弱です。細い顎に並びきれない歯はでこぼこと乱れ、不正咬合が原因となって正しい顎位で咬みにくくなります。昔の人にはスパッとすり合わせた咬耗が見られましたが、若い人にはあまり見られなくなりました。不自然に当たって咬みにくいところを自分の咬む力ですり減らして調整していた働きがなくなり、鍛えられていない弱い歯槽骨が当たる歯を支えられずに吸収されて歯周病になります。さらに進んで、顎関節が歯が当たる状態に耐えられず、歯周病になる間もなく下顎が逃げて偏位をおこす状態になっているのです。

子供たちの食事についてよく考え、咬むことの大切さを自覚させ実行できるように国全体で取り組むことが急務です。

さて、矯正治療はその現状を踏まえながら子供たちを顎偏位症にならないよう咬み合わせを正してやらなければなりません。顎偏位の萌芽は小さい頃からあるのです。

①乳歯の反対咬合—歯ぎしりをして上下前歯が接する切端咬合にすることが出来ないので、前歯の咬合調整をしながら早期に改善する必要があります。(写真1)

②臼歯部の片側的な反対咬合—このまま放置すると下顎が右へ右へと偏位しながら発育してしまいます。(写真2)

③下顎の後退—下顎は後方へも偏位します。下顎が前方へ出ることを邪魔している不正咬合を早期に改善し正しい下顎の位置へ誘導します。

④乳歯の萌えかわりの管理

⑤親知らず(第三大臼歯)の抜歯—思春期にはいって埋伏している下顎の親知らずが活動を始めると、手前の第二大臼歯を押して舌側へ傾斜させたり、遠心を持ち上げて下顎が後方に回転する思春期性のオープンバイトを引き起こします。このオープンバイトも早期に治療する必要があります。

⑥第二大臼歯のすれ違い咬合の改善—これは顎偏位のとても大きな原因となります。出来ればすれ違いになってしまわないうちの改善が簡単で有効です。

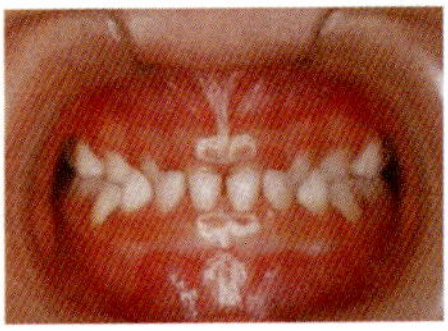

【写真1】乳歯の反対咬合の例。

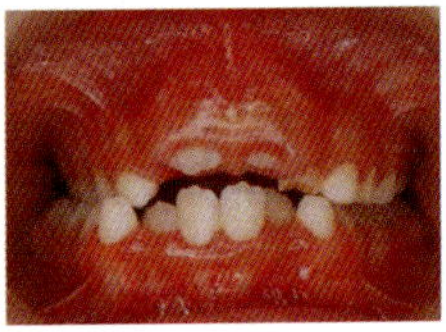

【写真2】臼歯部の片側的な反対咬合の例。右側が反対に咬んでいる。

6-5 いのち第26号「顎偏位症を予防する矯正治療の役割」丸橋裕子

(3)　平成21年8月1日

確実・安心な全人的インプラント治療

丸橋全人歯科　口腔外科部長　辻本　仁志

私が「インプラントの実際」を出版して5年が経過した。当時はインプラント治療がやっと市民権を得始めたところであったが、特にここ5年の間に日本でインプラント治療を受ける方の数が爆発的に増えた。インプラントの恩恵を受ける方が増えたことは喜ばしいことだが、一方でトラブルも増えているという話しをよく耳にする。他院でインプラント治療を受けた患者さんがセカンドオピニオンを求めて来院されるが、いくつかの問題点が認められる。

一つは、大きな力を支えなければならない力柱である大臼歯部に直径の細くて短いインプラントが入っているケースである。この場合、インプラントが骨と接触する表面積が少ないため、荷重に耐えられず、噛んだ時に痛みや違和感を訴える。場合によってはすでに骨が吸収してしまっているケースもある。骨は最適な力では新陳代謝が刺激され常に新鮮な骨が作られるが、表面積が少なく、局所の骨に過剰な力がかかると吸収されてしまうのだ。また、力のかかる大臼歯部に細いインプラントを用いると、破折するという問題が生じてしまう。

二つ目は骨の量の問題である。インプラントの周りは骨代謝を繰り返しており、十分な厚みがないと、血流を確保できず、骨がなくなってしまう。その結果、2~3年くらいで噛むと違和感が生じたり、インプラントの周りから膿が出てきたりする方も見受けられる。場合によっては写真1のように、インプラントが機能する前にトラブルを起こして来院される場合もある。この方は、他院で骨が薄い場所に長いインプラントを植立しようとした結果、インプラントが副鼻腔内に落ち込んでいる。

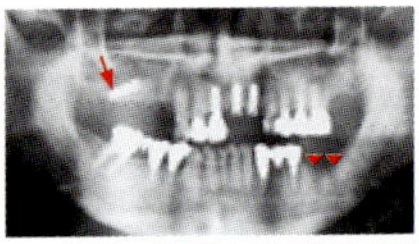

写真1　副鼻腔内に落ち込んだインプラント(赤矢印)。2回にわたり他院でインプラントを受けたが2回ともインプラントが脱落した部位(赤矢頭)。増骨治療を行わないとうまくゆかない。

植立に失敗したこの大臼歯部分は入れ歯にするとの説明を受け、さらに前歯にインプラントの植立処置を受けたようであるが、治療計画が支離滅裂で長く持つ治療ではない。矢頭の部分も骨がたりず、すでに2回もインプラントが脱落している。骨がなければ増骨手術が必要なのである。(写真2)

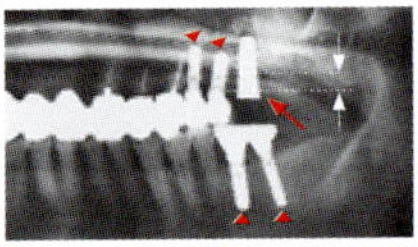

写真2　他院でのインプラント(赤矢頭)と当院で増骨手術により追加した大臼歯部のインプラント(赤矢印)。本来の骨は破線間で示した厚みしかない。インプラントの太さ、長さが全く異なることに注目。

三つ目は、最終的に装着する補綴物の精度が悪いケースである。精度が悪いと装着した直後から違和感が出現する。インプラントは歯と違い全く動かないため、少しでも精度が悪いと、補綴物を装着することでインプラント同士が互いに引き寄せられ、骨に無理な力がかかり、吸収する。インプラントを適正な位置に植立する歯科医師と補綴物を作る技工士の高い技術力の連携が求められる。(写真3)

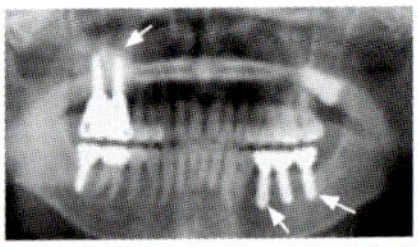

写真3　当院で増骨インプラントを行った例。何年経っても骨もインプラントも安定している。矢印が増骨した部位。補綴物(被せ物)の精度もよい。

四つ目の大きな問題は全人的な咬み合わせが考慮されていないということだ。歯がなくなると姿勢が狂い、肩が下がり、背骨が曲がる。体の重心が狂い、肩こりや腰痛が生じているケースが多い。インプラント治療の最大の目的は、健康に深く関わる咬み合わせを改善して体のバランスを取り戻すことである。(写真4)つい先日も、メニエル病と診断され、ふらつきながら来院された方にインプラントの土台(アバットメント)を装着した。仮歯で咬み合わせを補正したところ、下がっていた肩が揃い、ふらつきが消え、真っ直ぐ立てるようになり、目を丸くして驚きながらお帰りになった。インプラントがいのちの柱と感じる瞬間だ。

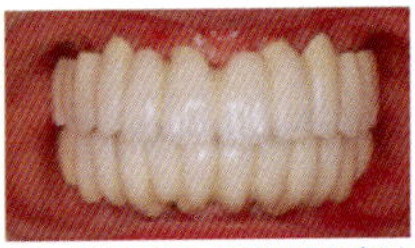

写真4　当院で全く歯がない上下総義歯からインプラントにした例。全人的に咬み合わせを調整し、姿勢が改善した補綴物(被せ物)は、咬む面が水平で、左右対称な歯列となる。

丸橋全人歯科でのインプラント治療は、健康を回復するという医療の本質に基づき、確実、安心な治療であるべきと考えている。

6-6 いのち第28号「確実・安心な全人的インプラント治療」辻本仁志

らこそ、予防に重点を置くべきなのです。

ただし発症した場合は、咬合治療、矯正治療、インプラント、補綴など複数の担当医でチームをつくり、治療法を確立していきます。咬合不良に端を発する異常に対して良い結果を得るには、それぞれの治療法に造詣の深い、歯科医師同士の連携が不可欠だからです。このチーム医療は、全人歯科医学を完成に導くのに欠かせなかったことの一つです（全人歯科医学については、本書第7章で詳しく述べます）。

「いのち」から、担当医による記事を取り上げてみましょう。

「確実・安心な全人的インプラント治療〈辻本仁志〉」より

（いのち第28号、平成21年8月1日）6-6

私が「インプラントの実際」を出版して5年が経過した。当時はインプラント治療がやっと市民権を得始めたところであったが、特にここ5年の間に日本でインプラント治療を受ける方の数が爆発的に増えた。インプラントの恩恵を受ける方が増えたことは喜ばしいことだが、一方でトラブルも増えているという話しをよく耳にする。他院でインプラント治療を受けた患者さんがセカンドオピニオンを求めて来院されるが、いくつかの問題点が認められる。（中略）
インプラント治療の最大の目的は、健康に深く関わる咬み合わせを改善して体のバランスを取り戻すことである。つい先日も、メニエル病と診断され、ふらつきながら来院された方にインプラントの土台（アバットメント）を装着した。仮歯で咬み合わせを補正したところ、下がっていた肩が揃い、ふらつきが消え、真っ直ぐ立てるようになり、目を丸くして驚きながらお帰りになった。インプラントがいのちの柱と感じる瞬間だ。

丸橋全人歯科でのインプラント治療は、健康を回復するという医療の本質に基づき、確実、安心な治療であるべきと考えている。

また咬み合わせと自律神経のバランスとの関係も明らかにしました。これは、咬合治療を行うことで、なぜ免疫力が向上したり、多くの場合アトピーが治るのか？　というメカニズムと関わっています。咬み合わせが自律神経のバランスを左右し、自律神経が免疫力を支配していることを突き止めた研究を、「いのち」では担当医がまとめています。学会でも発表しています。

「咬合治療で改善する免疫力〈亀井琢正〉」より（いのち第26号、平成19年9月1日）6-7

咬み合わせのズレは人間に大きなストレスを持続的にもたらします。例えば咬み合わせが悪ければ食事のたびに筋肉が無理な運動を強いられ、強い緊張を起こします。また咬み合わせのズレは無意識に頭を傾かせます。咬み合わせのズレは顎のズレを引き起こし重い頭がこのズレに対しバランスを取ろうと無意識に傾きます。これにより無理な筋肉を使い肩こりや首こり、頭痛の原因になるのです。

咬合治療で改善する免疫力

丸橋全人歯科　咬合治療担当医

亀井　琢正

咬み合わせのズレは人間に大きなストレスを持続的にもたらします。例えば咬み合わせが悪ければ食事のたびに筋肉が無理な運動を強いられ、強い緊張を起こします。また咬み合わせのズレは無意識に頭を傾かせます。咬み合わせのズレは顎のズレを引き起こし重い頭がこのズレに対しバランスを取ろうと無意識に傾きます。これにより無理な筋肉を使い肩こりや首こり、頭痛の原因になるのです。

咬み合わせの悪い人を正しい咬み合わせに改善すると頭痛、肩こり、首こりが良くなるのですが、それ以外にも冷え性、動悸、体力の改善など、一見咬み合わせには何の関係もなさそうな症状まで改善することが多くあります。

このような症状の変化に大きく関係していると思われるのが自律神経です。

＊咬み合わせと自律神経＊

咬み合わせのズレは体に大きな負担をもたらします。食事のときにある程度固いものを咬もうとすると簡単に20～30kgの力を発生させますし、体を動かす時には顎の周りの筋肉が頭と姿勢のコントロールをしていて絶えず働いています。咬み合わせのズレは無意識のうちに持続的な筋肉の過緊張をもたらします。

この慢性的な筋肉の過緊張により自律神経が正しく働かなくなってしまいます。筋肉の緊張が取れなくなると、自律神経の活動を司る交感神経と休息を司る副交感神経がうまく入れ替わらずに不眠や動悸などの症状が見られるのです。

本来、自律神経は交感神経と副交感神経との二種類に分かれていてそれぞれがお互いに働き、主に交感神経が活動、副交感神経が休息というリズムを作って体を維持しています。また自律神経は人間が生きていく上での重要な血圧、消化、免疫などのシステムをコントロールする働きをしています。

この自律神経は基本的に無意識のうちに働き、我々の体を守っているのです。

＊咬み合わせで改善する顆粒球とリンパ球＊

我々は実際に咬み合わせと自律神経の関係を調べるため、自律神経によりコントロールされる血液の中のリンパ球と顆粒球に着目しました。これは世界的な免疫学者でもある新潟大教授の安保徹先生が発見した非常に面白い現象です。たとえば緊張状態が続けばそのストレスにより交感神経が優位に働きその結果、顆粒球が多く、リンパ球が少なくなります。

咬合治療を必要とする患者さんの多くは血液の白血球成分のうち免疫を司るリンパ球と顆粒球のバランスが悪化しているケースをよく見かけます。実際の顆粒球は約60%、リンパ球は約35%程度が理想の白血球像ですが、咬合治療前の多く方は咬み合わせの持続的なストレスによる影響でこのバランスが崩れていることが考えられます。その結果自律神経失調症のような症状である動悸や体の冷え、かぜをひきやすいなどの体調不良を訴えるものと思われます。そこで当院での咬合治療で咬み合わせを改善することにより全身症状の改善と、顆粒球とリンパ球の比率の変化を見てみました。すると治療前に比べその比率が改善し理想値の顆粒球約60%、リンパ球約35%に近づく傾向がみられ、免疫力が改善してくることが確認できました。これは咬み合わせと自律神経との関係を示すものとして非常に重要な結果と言えます。特に咬み合わせの悪い人は緊張状態を示す顆粒球が過多の状態の人が多く、また男性よりも女性のほうが自律神経のバランスを強く崩している傾向が見られたのです。一方咬合治療をする方に副交感神経支配のリンパ球が偏って多い方もいます。そういう方も咬み合わせを正しくすることで自律神経のバランスを示す顆粒球とリンパ球のバランスが改善していくのが見られるのです。

咬み合わせの改善で全身のいろいろな症状が改善することがよくあります。しかしその理由として確実に言えることが少ないのが現状です。しかし咬合治療により自律神経のバランスが整い免疫力のある疲れにくい体に変わっていくことがこの結果からも確認でき、今まで具体的には分かりづらかった咬み合わせと症状との関連を示す一つの証拠といえるのです。今後、さらに咬み合わせと全身症状との関連が明らかになればより咬み合わせの大切さが認識されるものと思います。

今回の内容は第25回日本顎咬合学会（２００７年６月・東京国際フォーラム）にて発表しました。

6-7 いのち第26号「咬合治療で改善する免疫力」亀井琢正

咬み合わせの悪い人を正しい咬み合わせに改善すると頭痛、肩こり、首こりが良くなるのですが、それ以外にも冷え性、動悸、体力の改善など、一見咬み合わせには何の関係もなさそうな症状まで改善することが多くあります。

このような症状の変化に大きく関係していると思われるのが自律神経です。（中略）

我々は実際に咬み合わせと自律神経の関係を調べるため、自律神経によりコントロールされる血液の中のリンパ球と顆粒球に着目しました。これは世界的な免疫学者でもある新潟大教授の安保徹先生が発見した非常に面白い現象です。（中略）

そこで当院での咬合治療で咬み合わせを改善することにより全身症状の改善と、顆粒球とリンパ球の比率の変化を見てみました。すると治療前に比べその比率が改善し理想値の顆粒球約60％、リンパ球約35％に近づく傾向がみられ、免疫力が改善してくることが確認できました。これは咬み合わせと自律神経との関係を示すものとして非常に重要な結果と言えます。（中略）

咬み合わせの改善で全身のいろいろな症状が改善することがよくあります。しかしその理由として確実に言えることが少ないのが現状です。しかし咬合治療により自律神経のバランスが整い免疫力のある疲れにくい体に変わっていくことがこの結果からも確認でき、今まで具体的には分かりづらかった咬み合わせと症状との関連を示す一つの証拠といえるのです。今後、さらに咬み合わせと全身症状との関連が明らかになればより咬み合わせの大切さが認識されるものと思います。

第7章 全人歯科医学の確立

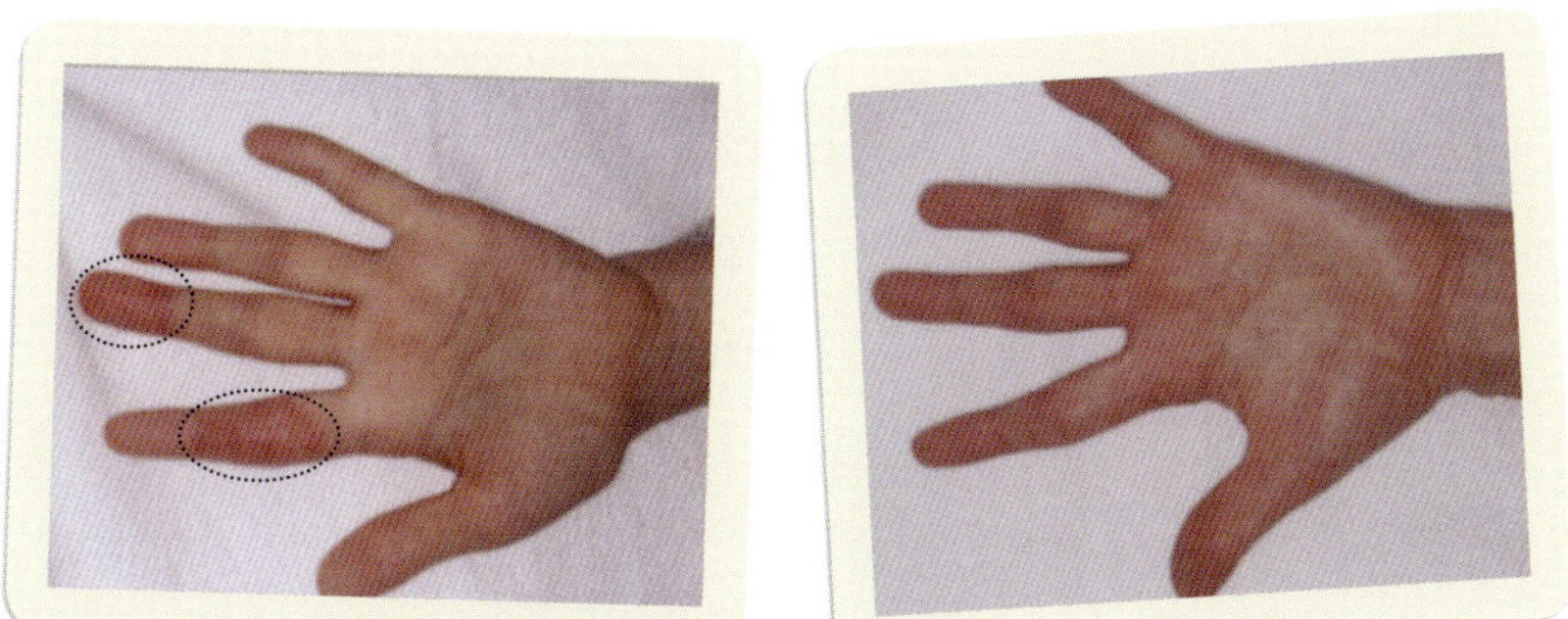

咬合バランスがよくなり、人さし指と中指にできていた
水泡（左写真）が完治した（右写真）

全人歯科医学の驚くべき効果

人間の体と心の力を充分に発揮できるように、治療・調整する。それには技術とともに、患者の皆さん本人の理解の深まりが必要です。もちろんそれをめぐる医療側と患者の側との信頼の絆も重要で、欠くことはできません。

その関係を私は、〝認識の程度に病み、認識の程度に治る〟と表現してきました。そして「良い歯の会」という場で、私たちはそれを探究し続けてきました。

今、振り返り嚙みしめているのは、大きな力を発揮する全人歯科医学は、患医の深く双方向の理解ある関係なくしては成り立たない、ということです（その成立にはどのような知性の在り方が必要かについては、拙著『観察力―確信を育てる―』（NTT出版）で取り上げています）。

全人歯科医学の治療理念を、当院では以下のように説明しています。

・ヒポクラテスの宣誓に基づいた医療倫理に徹します

また、その全人的医学観に基づいた診断・治療を行います

・根管治療、補綴、歯周病治療など、全ての基本治療に於て妥協を排し、精密に行います

・各科の連携を重視し、チーム医療の力を最大限に発揮します
・人間として可能な最高の治療を良心的な価格で実現します

お口の中の健康と全身との関わりはとても深く、それを読み取ることで、生きる力をもう一度よみがえらせる、質の高い治療を目指しています。そのために**必要な技術力や経験、システムの構築がなされている**こと、そして何よりも**全員が同じ思いで治療に当たっている**ことが当院の自慢です。（丸橋全人歯科のサイトより抜粋）

理念では、口の中を身心の一部としてとらえ、生活習慣や食事なども含めて統合した診断・治療を行うことを明確に打ち出しました。古代ギリシャの医師ヒポクラテスが科学的なものへと発展させた医療の基本に基づき、病人全体を診て治療を行うことを一番に考えています。

ここで、全人歯科医学ができあがる過程を「いのち」から選んでみたいと思います。

「全人的医療はここまでできる――急速に認められる丸橋理論――〈丸橋賢〉」より

（いのち第13号、平成6年7月28日）

私は、「良い歯の会」を始めた当初から、従来の歯周病の原因と治療法の定説に疑問を示し、歯周病は今までのように、口腔（くう）内のみを見て治療をしていたのでは治らないと主張し

てきた。私たちが教育され、定説となっていた学説に沿って行う治療の予後があまりにも悪いから、素直に疑問を抱いたのが出発であった。（中略）

私は、多くの臨床経験と調査から、歯周病を原因別に大きく二つのタイプに分類してきた。一つは口腔内不潔、咬合等に主な要因のある口腔内原因型。もう一つ、もっと多いのは食事混乱、貧血低血圧、動脈硬化、糖尿病、慢性胃腸疾患、喫煙などの要因で免疫力の低下した全身原因型である。従って口腔内のみを治療して治る歯周病は少なく、多くは食事改善など、全身的対処をしなければ極めて治りにくいと言ってきたのである。

当初、丸橋の言うことは既に否定されてしまっており、プラーク原因説が定説である、今さら何を言うかと、多くの批判を受けた。（中略）

そしてついに状況は変わった。先日、婦人雑誌の記者が、歯周病の特集を組む目的で私のところに取材に来られた。その前に医科歯科大学教授で、歯周病については日本の最高権威者である、石川烈先生の取材を済ませてきたという。この記者は数年前にも、私の歯周病理論を取材した人である。私の本もよく読んでいる。

来られるなり、その女性記者は多少興奮して話してくれた。

「先生、ほんとうに驚きました。石川先生が、口の中の細菌だけ除去しても生体の免疫力が弱ければ治るはずがないから、まず体力づくりに力を入れなければダメだと力説していました。先生と同じようなことを言い始めました。糖尿病の人と、喫煙者の歯周病も治らないと力説されていました」
「力説していましたか」
「はい、そう力説していました」（中略）
私の所の処方は平凡なものである。人間らしい、新鮮でバランスのよい未精製食をよく噛んで食べるように指導する。咬合のずれを咬合調整や補綴（てつ）、スプリントなどで修正する。「良い歯の会」で、人間らしい目標をもった生き方の認識を深める。そのどれも、高度に細分化した医学の最も不得意とするものである。（中略）
大学の精神科で管理されていた女子大生が元気になっていった。膠（こう）原病で不治と診断されていた女性も治った。アトピーを治しに来院する人もいる。頭痛、肩こり、ヘルニアが治った人も多い。末期的な歯周病が治ったと同時に、花粉症や不妊症まで治った女性も複数いる。水虫や便秘、下痢もよく治る。風邪をひかなくなり、疲れにくくなるのも共通した特徴である。杖（つえ）をついて来院した患者さんが、咬合調整をしたとたん、杖を忘れてスタスタ歩いて帰る例もある。全人医療はそこまでできるのである。

咬合を正すことによって顔や姿勢の形態を整え、食生活を正すことによって体の質を改善すると、実に大きな効果があがることに、確実な手応えを覚えるようになりました。その成果を踏まえて、全人歯科医学への理解と治療方法が次第に確立されていきました。

「心身ともに健康にする歯科―私の全人歯科の完成と成績―〈丸橋賢〉」より

（いのち第22号、平成15年10月15日）7-1

咬合バランスを整えると不快症状が消失するのみではなく、運動能力や頭脳、目など神経系統の機能も向上する。代謝や免疫機能も向上すると考えている。しかし、食べる物がアンバランスでは体はよく育たず、十分な機能も発揮できない。

食生活もこれまた人類が五十万年かけて適応し、その地の食物に対応した消化能力等を獲得してきたもので、極めて保守的なものである。地域が異なれば自然から恵まれる食物も異なり、それに適応して消化能力や身体の特徴も異なり、これを短期間で変えれば必ず身体に異変が起きる。エスキモーに日本人の食物を与え続ければ体調を崩すはずだし、日本人がエスキモーの食事を続けても必ず不調が生じる。極めて保守的である人間の機能に合った食生活を守ることを基本にすることが大切なのである。

さて、気の遠くなるような人類の歴史の長さに比べれば、ほんの一瞬にすぎないような短期間に近年人類は食生活を激変させた。特に日本における変化は、伝統的文化を重んじるヨーロッパなどに比べ、非常に激しいものであった。軟食化の進行は顎骨や筋肉を著しく退化させ、歯列も乱れた。また、加工食品化や化学栽培などにより食品の質も劣化した。これは当然体の質を悪化させたのである。歯周病、骨粗鬆症その他に見られるように、本来の人体がもつべき強

(1)　平成15年10月15日　いのち　第22号

「良い歯の会」機関紙
いのち

医《い》・農《の》・智《ち》

いのち　とは
その人の魂に
いちばん近いものだと思う
「大丈夫、平気だよ、」と
どんな言葉で偽ろうとしても
本当のことを
見抜いている　いのち
自分に偽りなく　生きること
死を突き抜けて　生きること
そして　大いなる愛により
傷ついた魂は　癒やされる
魂のかたち　それが　いのち

第22号
発行
丸橋歯科「良い歯の会」
発行所　群馬県高崎市連雀町91
TEL　027-323-9524
FAX　027-322-3176
http://www.maruhashi.com/

心身ともに健康にする歯科
―私の全人歯科の完成と成績―

丸橋　賢

どんなに精密な治療でも、心身を健康にしなければ意味は小さい

人類は五十万年の歴史を通して、生きるための実に巧妙で精密な能力を身につけてきた。上下の歯の咬み合わせの関係も、そのような完成された機能の一つである。それぞれの歯の形態、咬んだ時に上下の歯のどの部分が当たるかという接触関係など、これ以上はあり得ない素晴らしい出来上がりになっている。その上、下顎が上下、左右、前後に運動する場合、どの歯とどの歯がどんな角度で滑走し、下顎の運動を定まったものに誘導するかも無駄や無理がなく、計算され尽くした仕上がりに完成されている。その形態、接触関係、運動は全て絶妙な意味があり、まるで神が創った如く完全である。物を能率的に咬み、歯や歯周組織に無理がかからず、全身の姿勢や力の入るバランスまでうまくコントロールしているのである。

したがって、歯に手を加える者には神業が要求されると言っても過言ではないのである。歯に被せたりする補綴物が、それ一本で評価してどんなに精密に歯と適合していても、どんなに美しく作られていても、前述のような全ての関係が巧妙に計算され、インプットした働きをするように作られていなければ、歯に無理がかかったり、咬みにくかったりする。同時に、下顎の位置にズレ（偏位）が生じ、それが体の重心を狂わせ、姿勢を狂わせてしまう。姿勢が崩れると、首や肩のコリ、頭痛、背中や脚、腰の痛み、視力低下、疲労感や冷えなどの苦しい症状が発症する。つまり、一本の歯をどのように作るかによって、患者さんの心身を破壊もできるし再建もできるのである。このように、一本の歯も、全身との関係をよく読みとり、全てがよりよく機能するように計算づくで作られなければ意味はないのである。

栄養バランスも健康を左右

咬合バランスを整えると不快症状が消失するのみではなく、運動能力や頭脳、目など神経系統の機能も向上する。代謝や免疫機能も向上すると考えている。しかし、食べる物がアンバランスでは体はよく育たず、十分な機能も発揮できない。

食生活もこれまた人類が五十万年かけて適応し、その地の食物に対応した消化能力等を獲得してきたもので、極めて保守的なものである。地域が異なれば自然から恵まれる食物も異なり、それに適応して消化能力や身体の特徴も異なり、これを短期間で変えれば必ず身体に異変が起きる。エスキモーに日本人の食物を与え続ければ体調を崩すはずだし、日本人がエスキモーの食事を続けても必ず不調が生じる。極めて保守的である人間の機能に合った食生活を守ることを基本にすることが大切なのである。

さて、気の遠くなるような人類の歴史の長さに比べれば、ほんの一瞬にすぎないような短期間に近年人類は食生活を激変させた。特に日本における変化は、伝統的文化を重んじるヨーロッパなどに比べ、非常に激しいものであった。軟食化の進行は顎骨や筋肉を著しく退化させ、歯列も乱れた。また、加工食品化や化学栽培などにより食品の質も劣化した。これは当然体の質を悪化させたのである。歯周病、骨粗鬆症その他に見られるように、本来の人体がもつべき強度が達成されなくなってきている。元気がなく、疲れやすいという人が増えているが、心身の能力全体を低下させていると考えられる。

その他、現代社会にありがちな運動不足やストレス過剰などの問題の改善も行い、心身の能力を全開させるような治療と指導を行うべきだ、という構想に、私の医学観は到達したのである。

三十年、私たちと共に歩んだ患者さんの手記

ここに一人の患者さんの手記を紹介したい。私がまだ駆け出しの開業当初に来院し、やっと生きているような半病人の状態から脱出し、心身ともに健康を達成した方である。臨床例を心を澄ませて見つめ、学びながら患者さんとともに私の全人歯科は育てられたのである。

幸運だった私

高崎市　（主婦／63歳）

三十年前の私の体調は、毎日朝起きると頭痛、食欲不振、胃腸の調子がいつも悪く、風邪をひきやすく、無気力で、精神的にも参っていました。何軒も病院へ通い検査もしたのですがどこにも異状なしと言われ、治療方法といえば対症療法の薬ばかりで、根本的には良くなりませんでした。悲観的な毎日で、やっと家事育児をこなした後は寝ている毎日で、歯も長くのびだして今にも抜け落ちそうな歯でしたので、心配が頭から離れませんでした。

昭和四十九年、丸橋歯科クリニックが開業すると聞いて、診察を受けに行きました。

「これは典型的な歯槽膿漏です」

「歯だけでなく、この状態の歯茎をしていたら体も一緒で、体調は良くないと思います」とズバリ言われてしまいました。そしてこれからの治療方法を説明して下さり、私の歯槽膿漏の手術、根管治療、歯石の除去と丁寧なブラッシング指導に通う日々が続きました。「今日で治療は終わりですよ」と言葉をかけていただいた時の私は、見違えるような歯と歯茎になっていました。

「これからは甘い物は控えて下さい」との注意を受けました。振り返ってみると麦茶に砂糖を入れて家族に飲ませている自分に気づき改善しなければいけないと心に誓いました。実行はむずかしく徐々に砂糖を少なくしながら六カ月ぐらいかかって家族が抵抗なく砂糖なしの麦茶を飲んでくれるようになりました。その後は少しずつですが甘い物も控えるようになり体調も少しずつ良くなってきたかと思われましたが、まだ本調子にはなりませんでした。

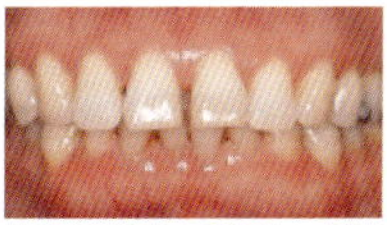

2003年定期検診時。23年前に比べ、歯肉はピンク色に引き締まり若々しい。充実した食生活の積み重ねが感じとれる

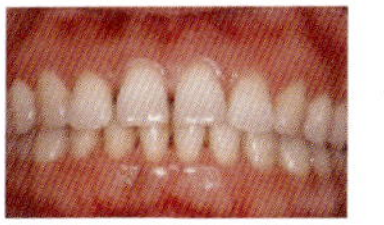

高橋さんの1980年の口腔。歯周病の治療は終了したが、歯肉の色はダーク。食生活改善が必要

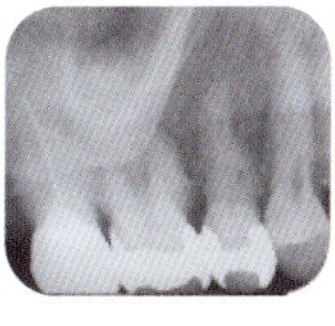

二〇〇三年（二十四年後）の状態。歯槽骨が回復し良好。骨表面には硬い層が見られる

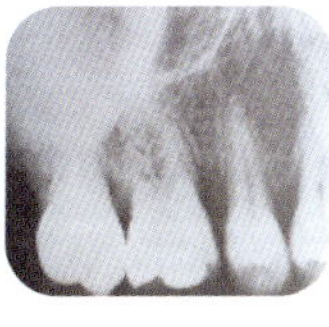

高橋さんの右上臼歯部のX線写真。（一九七九年）65|間に特に骨吸収像が認められる

それから何年かたったある日、第一回の「良い歯の会」に出席させていただく機会に恵まれました。食生活と身体がどんなに深く結びついているかを学ぶことができました。良い水、分づき米、具だくさんみそ汁（煮干し、しいたけ、こんぶのだし）、海藻類、ゴマ、豆、小魚、緑黄色野菜をとることの大切さ、添加物の害など勉強させていただきました。

まずお米と水を変えてみようと精米器を購入し、七分づきから始め慣れた頃に六分、五分、三分と家族に気付かれないように変えてゆき、家族が喜んで食べてくれるようになるには月日がかかりました。次は浄水器を取りつける事にしました。その後何回も「良い歯の会」に参加しては反省し少しずつ実行していったある日、丸橋歯科クリニックでお仕事をさせていただく事になりました。ますます恵まれた環境になった私は「認識の程度に病み認識の程度に治る」「理解こそ妙薬」という言葉が身につき体調も良くなり、以前の私とは見違えるように肉体的にも精神的にも元気になれたのです。

その後両親と夫の看病をする試練が私の身に起こったのです。人の看病どころか寝ているような毎日だった私が、人のお役に立てるように元気になれたのです。これも丸橋先生の持論である「全人的歯科医療」を勉強させていただいたお陰と感謝の気持ちでいっぱいです。丸橋歯科クリニックが高崎で開業していなかったら、今ごろ自分の歯は一本もなく抜け落ち、健康も取り戻せなかったと思います。今年の七月、歯の定期検診では、昔とくらべると歯の骨が再生されているとの事。「このまま一生自分の歯で食べられます」との言葉をいただきました。

お陰様で今は我が家の太陽になったつもりで遊びや趣味にと、楽しめる毎日に感謝しています。

丸橋全人歯科の集大成へ

治療や食事改善が進み、この患者さんが元気になった頃、笑顔で「私は家庭の太陽になるんだ」と言った時、私は胸が熱くなるのを覚えた。心身を本当に元気にする歯科治療を体系づける必要性を強く感じたのである。

全人歯科を完成させ、普及させることが私の使命だと考え、いま本にまとめている。また来年五月オープンを目標に、高崎駅東口に「丸橋全人歯科」の建設も進めている。今後も患者さんと共に、新しい歯科臨床を確立するために精進したいのでぜひお力添えをお願いしたい。

みんなでアメリカ不買を！

国連無視の理由なきイラク戦争、京都議定書やCTBT、国際ハーグ刑事裁判所設置などの全てに反対するアメリカの身勝手を許せば恐ろしい結果になります。アメリカの力を弱めるため、車、パソコン、コーラ、ハンバーガー、コーヒー、フィルムなど、全てのアメリカ製品を買わないよう、小さな力を合わせましょう。

7-1 いのち第22号「心身ともに健康にする歯科―私の全人歯科の完成と成績―」丸橋賢

度が達成されなくなってきている。元気がなく、疲れやすいという人が増えているが、心身の能力全体を低下させていると考えられる。

その他、現代社会にありがちな運動不足やストレス過剰などの問題の改善も行い、心身の能力を全開させるような治療と指導を行うべきだ、という構想に、私の医学観は到達したのである。

やがて、いかにして患医がより深い理解に達するためのコミュニケーションを確立しうるか、という探究にも向けられてゆきます。当院の若い歯科医師がこの歯科医学をどのように考え、展開しているかについても見てみましょう。

「いのち」第29・30合併号に掲載された巻頭詩は、渡辺浅乃さんの後、本紙の編集を継いでいる当院の口腔外科部長、辻本仁志医師のものです。本当の歯科医療を志す背筋を伸ばした、力強い姿勢が育っているのがわかります。

「医・農・智〈辻本仁志〉」巻頭詩より（いのち第29・30合併号、平成22年4月20日）

圧倒的な　波に　抗い
　本質を　見つめ続けた
　　三十年
本質への　まなざしは

確信に満ち
岩を貫く
木の根のように
強く　ゆるぎない

一歩一歩の　積み重なりは
やがて大きな
流れとなり
原初の心を　ふるわせる
変わらない　本当の姿
い・の・ち　（仁志）

すべては患者のみなさんと共に

会で学び、患者のみなさん自身が理解を深め、食生活や考え方を改善してくれた効果は、相乗的によりよい結果をもたらします。患者の方々からは、次のような手記がたくさん寄せられています。7-2〜7-8

本当に恐ろしい病気でした

千葉県（公務員 29歳）

顎の痛みで口を開ける事が出来なくなり、某大学病院に通うようになったのが始まりでした。痛み止めの注射を打つだけの治療で一向に症状が改善しない為、方方の歯科を転々としました。

その後顎関節だけではなく、首、肩、腰の痛み、視力の急激な低下等の症状が現れ、夜も眠る事が出来ず徐々に体調を崩していく悪循環から抜け出せなくなっていました。何処へ行っても原因不明と言われ、根本的な治療が行われない為、精神的にも相当追い込まれていた頃、知人から紹介された先生の著書を拝見し、是非一度みて頂きたいと思い高崎へ行く事を決心しました。初診の折、根本的治療の方針の説明を受け、二度目の診療でスプリントを装着した瞬間から劇的に各症状の改善がおこり、ほぼ一年の間に以前の健康な体を取り戻す事が出来ました。治療に御協力頂いた先生方をはじめ、現場で働かれているスタッフの皆様に改めて御礼を申し上げます。

7-2 いのち第 21 号「本当に恐ろしい病気でした」

天国と地獄

さいたま市（レストラン専務／57歳）

私が丸橋歯科に通院し始めたちょうどその頃、歯で悩んでいる友人が二人いました。Aさんの方は、奥歯を上下何本も抜かれ、入れ歯も合わず、また、次々と隣の歯も抜かれそうで悩んでいました。Bさんの方は、以前大学病院へ咬み合わせの治療で通院していましたが、担当医が独立してしまい、自分も通院をやめてしまいました。

Aさん、Bさんのお二人に、丸橋先生の著書を二冊と、最新の機関紙"いのち"を数部お貸ししました。

Aさんは、本を読んで私たちともいろいろお話をし、幾日もしないうちに、丸橋歯科に通院することを決め、私よりも早くインプラント手術を受けて、今は重い肩こり、足の冷え等の症状も治り、見違えるようにお元気になりました。一方、Bさんは、本を読んで下さったのですが、「私は高崎までなんて通えない」とおっしゃり、咬み合わせの治療ではなく外科手術の方を選びました。脊髄に気泡ができていてそのために足のしびれが出るという診断で、二度の外科手術を受けました。症状は全く良くならず、増々悪化してしまいました。痛み止めがなくては生きられず薬漬けとなってしまいました。毎日、寝たり起きたりの生活をしています。三度目の手術を今、医師よりすすめられて悩んでいます。

AさんもBさんもお二人共、丸橋歯科へ行って下さると思って、同じ本をお貸ししたのに、お二人の人生は、一つの判断で正反対の道へ進みました。衝撃的でした。まさに天国と地獄の違いがあると思いました。

歯の治療を通して、丸橋先生からたくさんの素晴らしいものを頂きました。今日までの先生の御苦労は、どれほどのものであったか、私たち患者の想像以上のものであったと思います。医師の資質そのものが問われている日本において、丸橋先生の生き方、これこそが真の医療のあり方だと思うのです。

7-3 いのち第 22 号「天国と地獄」

抜け落ちた歯

群馬県
（元研究室秘書・59歳）

数十年前の五月のことであった。夜来の雨に外犬の様子を見に行った私は、玄関のアプローチで足を滑らせ、顔を嫌という程ぶつけてしまった。「あっ」と思った瞬間、口の中に何か違和感を覚え、恐る恐る手中を見てみるとそれは、「抜け落ちた歯」であった。

そのまま放置していけないと思い、かつて某女子大の研究室で秘書をしていた頃「農文協」の本で読んだ丸橋全人歯科のことを思い出し、事情を伝えおじゃました。

まずは院長先生のカウンセリングから始まり、スタッフによる今後の治療に関する丁寧かつ詳しい説明を受け通院が始まった。主治医である辻本先生を中心に、インプラントの治療が始まり私の顔は腫れたり引っ込んだりと色々な症状をみせた。だが、人間の持つ治癒力はすごいものである。こんなに腫れて大丈夫かなと心配していると、三日も経つと元に戻るのだ。なんだ大丈夫なのだと繰り返すうちに自分の治癒力に自信が持てる様になった。

私は痛みに弱くその上嘔吐反射も強く何度もくじけそうになったが、院内での「質問しやすい雰囲気」や「不安を打ち消す声かけ」「暖かい励まし」等細かい配慮を受け、どんなに勇気づけられた事であったろうか。

丸橋全人歯科における主治医制度はこれまた優れている。主治医を中心に各分野のエキスパートが一丸となって患者の為に治療を進めていくのだ。私は同時に矯正治療も受けた。こうした治療が進むにつれ私の心は次第に「不安から安心へ」と移行していった。

やがて受診前は大きな口をあけたことのなかった私は、いつのまにか大きな口をあけて笑っていた。そして健康になりたいという意識が強く芽生え始めた。不規則な仕事にかまけて治療を先送りしてきたが、何をおいても最優先すべきだったと今は思っている。なぜならば、治療後の快適な生活は想像以上である。外観からわかる審美的な事はもちろんであるが、身体全体のバランスが良くなった。治療に役立つのではないかと、同時期に始めたヨガによる腹式呼吸も功を奏した。一本足で立った時のポーズはまさにバランスの賜物だ。特に上の前歯はまったく違和感がなく快適そのもので「宝石のような輝き」である。

21世紀のインプラント技術の進歩で「抜け落ちた歯」が「しっかりした歯」に生まれ変わる事が可能になり、ずぼらだった過去の時間が取り戻せた様な気がする。そしてきっかけは何であれ私の様に「抜け落ちた歯」でも、主治医を信頼しあきらめずに治療する事により、素晴らしい未来が待っている事を、現在歯科治療で悩んでいる方々に伝えたい。そして辻本先生を中心としたスタッフの皆様に感謝しこれからも努力したい。

7-4 いのち第26号「抜け落ちた歯」

7-5 いのち第28号「第二の青春を生きる」

第二の青春を生きる

群馬県　（主婦・57歳）

私は丸橋全人歯科に通院するまで数えきれない程の歯科を受診しました。永年のずさんな治療の数々で私の歯と心はぼろぼろでした。部分入れ歯を何度も作り替えたのですがどれもしっくりこずに違和感があるので、家の中でははずしている状態の為、よくかめずに胃が悪く、胃薬を手放せない毎日でした。食べ物を食べても歯茎と部分入れ歯の間につまる不快感があり、味がよく解らず食事がおいしくありませんでした。さらに、精神面は、歯へのコンプレックスから人と会話して自分の歯を見られるのが嫌で、家の中で引き籠もる毎日で、心療内科を受診していました。先生には、〝きちんと歯を治す事〟以外に心の健康を取り戻す方法はないと言われていました。やっとの思いで辿り着いた全人歯科で、初診時に治療の進め方や費用など、解りやすく丁寧に説明して下さり、今までの数多くの医院では経験しないことでした。次回の受診までに治療を開始するか決めて下さいとの事でしたが、〝ここなら私の歯を治してくれる!!任せられる!!〟と確信し、即決で初診時から治療をして頂きました。かみ合わせをきちんとする事で肩こりなど身体も変化すると説明を受けましたが、歯と健康が結びつくなど半信半疑でした。しかし、治療が進んでいくうちに針やマッサージに通う程の頑固な肩こりや腰痛に悩まされる事が少なくなり、偏頭痛もなくなりました。

治療を終えた今では、血圧も下がり内科の先生も驚いています。全身の血行が良くなったので冷え症も改善されました。夏でもいつも厚い靴下をはいていましたが、現在では厚い靴下とはさよならです。食生活は以前は噛めないのでやわらかい物しか口にしなかったですが、今では小魚や根菜又は新鮮な野菜を味わえるようになり、顔色も良くなりました。精神面では人前で大きな口を開けて笑顔になれ、友達と食事にも行けるようになり、友達からは〝10歳位若返ったね!!〟なんて言われました。

今ではインプラントの歯も私の大切な身体の一部です。歯の事では嫌な思いばかりしてきた私にとって、食生活が人生を左右するほど大切で、重要な事だと痛感しています。治療終了後、半年で三回フランスに行くほど活動的になれ、この便りもフランスで書いています。固いフランスパンをバリバリとほおばれた喜びは、人生最高の一時でした。以前の引きこもりの私には想像出来なかった事です。心の健康も取り戻し、これからが第二の青春と羽ばたこうと思います。心身の健康を取り戻して下さった辻本先生やスタッフの皆様にはとても感謝しております。本当にありがとうございました。

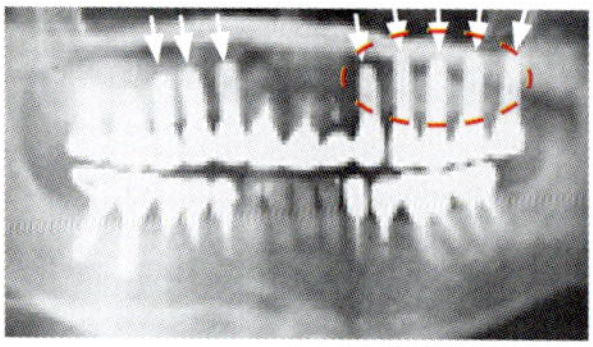

治療終了後のレントゲン写真。当院で行った増骨（点線で囲まれた部分）、インプラント治療（矢印）により、咬み合わせを改善することで、肩こり腰痛、偏頭痛が消え、心の健康も取り戻した。今も笑顔で検診に来院されている。

7-7 いのち第29・30合併号「「良い歯の会」で手に入れた健康」

「良い歯の会」で手に入れた健康

元ピアノ教師（群馬県）

「良い歯の会」三十周年おめでとうございます。昭和五十七年五月、高崎に住む知人と会ったときに歯の話になり、丸橋先生の所へ突然連れて来られたのが先生との御縁でした。当時は連雀町にあり、通うのも楽でした。それまで通っていた近くの歯医者さんからは「総入れ歯にした方が」と言われていたのですが、診察が終って先生は「二本だけ抜かせて下さい。後は食事と歯みがきで大丈夫ですよ。」とおっしゃいました。この時のうれしさは今でも覚えています。診察後に、今朝の食事、一週間の食事の内容を聞かれて「不思議な歯医者さんだなあ。」と思いました。そして、「月の第二土曜日に良い歯の会があるので参加しませんか?」と誘われ、当時九才だった次男と参加しました。スタッフの先生方の食品添加物や無農薬野菜等のお話、スライドを使って歯の病気の事など色々教えていただきました。中でも子供は三分搗きの御飯がおいしかった、と言い精米機を購入、今でも利用しています。こうして我が家の食事改革がスタート。半年後、高崎駅の階段を登るのに大変だったのが何ともなく登っているのに気付きました。また前に両親より遅れて登った山。山好きの主人と県内の山々へ登る事も出来るようになっていました。最近では岩手県の早池峰山に登って来ました。土曜日は仕事の関係で「良い歯の会」にはあまり参加出来ませんでしたが、診察に伺ったとき先生から色々御指導をいただき、心も体も本当に元気になりました。今は合唱団に行くのと自宅での機織りに夢中です。これからも「良い歯の会」で学ばれる多くの方が健康になられる事、先生方の御活躍をお祈り申し上げます。本当に有難うございました。

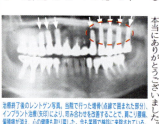

7-6 いのち第28号「健康への旅」

健康への旅

北海道（教師・31歳）

今回約7年間苦しんだ「顎関節症」について書こうと決めてから、なかなか筆が進みませんでした。なぜなら、当時の痛みや苦しさがすぐに思い出せないほど、今、心身共に健康で幸せな毎日を送っているからです。

私は子どもの頃から歯並びが悪く、しかも反対咬合でした。そのため、8歳の時から矯正歯科へ通い、見た目だけの美しさを手に入れました。しかし、17歳になると体は突然悲鳴をあげ始めました。毎日表現しきれない不安感に襲われ、疲れやすく、肩こりがし、そして何よりも薬の効かない頭痛に一日中苦しむようになったのです。最初は原因がわからず、脳神経外科、精神科、ペインクリニック、針、整体等あちこちにかかりました。それでもどんどん頭痛は増し、熟睡できずに朝は痛みで目が覚めました。例え外出しても30分もたたないうちに頭痛がし、歩くことができないのです。また夏の血圧は上が76という低さで、起きていられませんでした。結局、21歳の秋には体が限界となり、大学も休学へ追い込まれました。それからは自宅で安静にするだけの日々が永遠に続くように思われました。そんな先の見えない毎日の中、母が丸橋先生の本を見つけてきたのです。北海道から群馬まで通う。問題は山積でした。けれど両親は娘が治るならどこへでもという気持ちで出してくれたのだと思います。そしてようやく、私は丸橋先生に出会う事ができました。その時、痛みと不安でいっぱいの私に、一時的な「理想の噛み合わせ」を作ってくれたのです。そこで、5年ぶりの平穏をかみ締め、ここなら治ると確信しました。その後は月一回飛行機で通院しました。治療は決して平坦な道のりではなく、紆余曲折もありました。時には、もしここでも治らなかったら…と不安にかられる事もありました。けれどそんな時には丸橋先生の本を読み返し、自分でできる事（一日5分の散歩、体操等）をしていました。

今ではすっかり体力もつき、毎日前向きに生きられるようになりました。夢だった教壇にも立ち、ツーリングや登山、歩くスキーなど存分に楽しんでおります。完治までの時間が遠回りのように感じたこともありますが、今その分の何十倍も笑顔で過ごすことができています。また、年2回の定期検診も今では、健康の有り難さを当たり前と思わぬよう、再認識する旅になっています。今の私があるのは丸橋全人歯科のおかげです。本当に、本当にありがとうございました。これからも多くの皆さんの光でいて下さい。

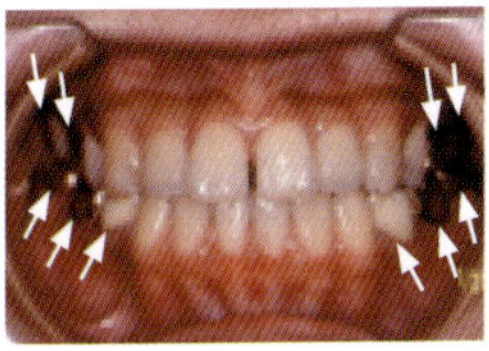

当院で咬み合わせを補正し、奥歯に被せ物を行った（矢印）。肩こりやひどい頭痛も消え、夢であった教壇に立ち、元気に生徒と接する日々を送っている。

7-8 いのち第29・30合併号「救われた命」

救われた命

主婦（群馬県）

私は、うつと容易ならぬ肩こりと腰痛、精神的苦痛と持て余す体とで、明日への望みを見失っておりました。そんな私を、丸橋先生による全人的治療により改善され健康を取り戻した一人です。

意味深き良い歯の会に参加させていただいた事に感謝申し上げます。環境と人の生き方、食の大切さを改めて考えさせられる思いでした。今まで添加物に対し何も考えず、スーパーで手にしたパックの裏を見る事もなく、竹輪は竹輪であり、何も疑問を持つでもなく、魚の練り物であると堅く信じていました。毎日の献立に合せ、今日はハムが必要と買い物をしていました。今思えば、大変な物を食べさせていたと思います。良い歯の会にて先生のお作りになった無農薬野菜や、無添加のウインナー、自然農法のリンゴと、自然食を口にして、驚きました。明らかに違いが分かる、体が喜んでいると感じました。

先生や、知人が調べて下さった、自然食品、自然食品店を利用し、しょう油から改め、添加物を確認してから買うようになりました。先生のお野菜には及びませんが野菜は主人が無農薬で作り、野菜中心生活に変え、米も白米から五分搗に変えました。先生には、バランスの良い食事を取る事の大切なこと、又書物においても学びしことの多い事、生きる目的を持つ事など多くを学びました。先生に御会いする事がなければ、打ち塞ぐ人生であり、人の心の温かさも忘れたままでいたと思います。現実を見詰め直す力をいただきました。三十年もの長い間、又今も尚変らず患者一人一人に対し熱意をもって真剣に向き合って下さる先生のお陰と心より感謝申し上げます。又スタッフの皆様には温かく接していただき感謝申し上げます。ありがとうございました。

これらの手記やお便りから、驚くほど大きな治療成績が上がっているのがわかります。このような結果の力となっているものは、主に二つです。一つは、先入観で曇らない目で見つめ、探究を続ける私たちの治療技術です。そしてもう一つ不可欠なのが、会を通して深められた患者の皆さん自身の理解の力なのです。

新しい知性のステージを見つめる

私たちに見えている視界は、現在という知覚の壁によって限られた世界のみであると、私は痛感しています。その先を見ようとする人たちの努力によって、次第に今まで見えなかった世界が少しずつ姿を表す歴史であったことが、素直に振り返ればわかります。

「私にはよく見えている」と傲慢にも思った瞬間、それによって私たちの知性は先を見る能力を失うとも言えます。

人間の知性は、自然科学も含め、現在明らかにされた境界の内側しか見えていません。人間の限られた知力を謙虚に認める態度、それこそ本当のことに向かおうとする知性が持つべき基本的態度なのだと、肝に銘じています。

しかし科学万能信仰や先入観、常識、権威、世論などを盲信する鉱物的知性は、いつの世の中でも大きな勢力として存在し、次の知のステージを探ろうとする人びとに圧迫を加えてきたのです。

「生命を見つめる知性の礼儀―良い歯の会30年の確信―〈丸橋賢〉」より

（いのち第29・30合併号、平成22年4月20日）7-9

歯周病や咬み合わせの治療で、私たちは幾つも新しい考え方と方法を確立してきましたが、全く新しい分野が見えるようになるための条件とは、常に自分たちの前に立ちはだかる未知を承知し、既存の学説や権威を盲信しなかったことにあったと思います。自分の無知を恐れる態度こそ、真実に迫るために最も必要なものなのでしょう。反対に、無知の無知たる由縁は自分の無知を知らないことに他なりません。

最近も、とても不思議な症例に出会いました。インプラントを行い、補綴物を覆せた女性の手指の水泡が悪化してしまったのです。インプラントや補綴物の金属によるアレルギーや咬み合わせ、その他感染などの原因も疑いましたが、どれも有力とは思えませんでした。金属のアレルギー検査もマイナスでした。小さな水泡が集合した、このような湿疹は珍しいものでした。ずっと考え続けた末、私は患者さんに言いました。

「本当に申し訳ないのですが、今、私には何が原因かわかりません。でもよく考えてみましょう。わからなくても原因のない結果はないのですから」

わからないことはわからない状態のまま、そっくり抱え込む、それが大切だと私は思っています。その後観察と熟慮を繰り返し、新しく入れた補綴物の咬み合わせを疑ってみることにしました。ミクロン単位の、細かい調整を何回か行い、経過を観察しました。二ヶ月後、その水泡は消えました。（中略）

不思議なことは沢山あります。自殺願望の二人の女性は、咬合調整したとたんにガラリと考え方が変わり、前向きな考えになりました。味がほとんどわからなかったのが治ったり、生理痛が消えたり、全く未知の大海の中を考えながら進むような部分が、臨床には多いのです。（中略）

「良い歯の会」の機関紙の名前はいのちです。医農智という字を当て、医と食と生命の健全度は一体で切り離すことのできないものだという概念を表し、私たちの全人医学観を象徴しています。全人歯科医学の旗を高く掲げて、既成の通説や価値観を盲信せず、目の前は未知の大海と自覚し、私たちは一歩一歩先に進みたいと思っています。たとえば一人は地球より重いという甘い言葉も私は信じることはできません。人間は自然より大切だと盲信してよいのでしょうか。アレキシス・カレルは民主主義思想という大前提にも疑問を示しています。大いなる自然の掟の前で自らの無知を恐れ、謙虚な心で観察する態度こそが、生命に対する大切な礼儀なのでしょう。そのような人間のまなざしの彼方に、ほんとうの優しさと生命の時代が、ぼんやりと姿を現すはずなのです。

「良い歯の会」機関紙
いのち

医・農・智《いのち》

圧倒的な　波に　抗い
本質を　見つめ続けた
三十年
本質への　まなざしは
確信に満ち
岩を貫く
木の根のように
強く　ゆるぎない

一歩一歩の　積み重なりは
やがて大きな
流れとなり
原初の心を　ふるわせる
変わらない　本当の姿
い・の・ち
（仁志）

第29・30合併号
発行
丸橋歯科「良い歯の会」
発行所　群馬県高崎市栄町21-1
TEL　027-323-9524
FAX　027-322-3139
http://www.maruhashi.com/
E-mail:maruhashi.s@cb.wakwak.com

生命を見つめる知性の礼儀
―良い歯の会30年の確信―

「良い歯の会」主宰　丸橋　賢

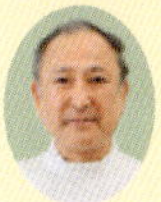

臨床で見る不思議

第一回の「良い歯の会」を開いたのが昭和五十六年七月十一日ですから今年の六月で三十年になります。開業してから三十六年です。その間、多くの方々のご理解に支えられ、「良い歯の会」は一回も休むことなく、外部での講演活動を合わせると参加者は延べ五万八千人を越えました。お力添えいただいた皆様に心から感謝申し上げます。歩んできた道を振り返ると、教えられ、発見することの連続で、私の見方や生命観、医学観もずいぶんと深まったことに気付かされます。そんな中で、最も堅持しなければならない大切な基本は、私たちにとって生命現象の多くは未知なことばかりで、知り得たことはほんの僅かでしかないことを忘れてはいけないということです。そのような謙虚な態度を忘れると、目は曇り、真実は見えなくなってしまいます。

歯周病や咬み合わせの治療で、私たちは幾つも新しい考え方と方法を確立してきましたが、全く新しい分野が見えるようになるための条件とは、常に自分たちの前に立ちはだかる未知を承知し、既存の学説や権威を盲信しなかったことにあったと思います。自分の無知を恐れる態度こそ、真実に迫るために最も必要なものなのでしょう。反対に、無知の無知たる由縁は自分の無知を知らないことに他なりません。

最近も、とても不思議な症例に出会いました。インプラントを行い、補綴物を覆せた女性の手指の水泡が悪化してしまったのです。インプラントや補綴物の金属によるアレルギーや咬み合わせ、その他感染などの原因も疑いましたが、どれも有力とは思えませんでした。金属のアレルギー検査もマイナスでした。小さな水泡が集合した、このような湿疹は珍しいものでした。ずっと考え続けた末、私は患者さんに言いました。

「本当に申し訳ないのですが、今、私には何が原因かわかりません。でもよく考えてみましょう。わからなくても原因のない結果はないのですから」

わからないことはわからない状態のまま、そっくり抱え込む、それが大切だと私は思っています。その後観察と熟慮を繰り返し、新しく入れた補綴物の咬み合わせを疑ってみることにしました。ミクロン単位の、細かい調整を何回か行い、経過を観察しました。二ヶ月後、その水泡は消えました。（写真a、b）

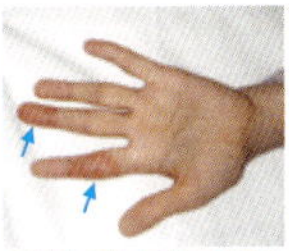
①補綴物を入れた直後に、原因不明の水泡が悪化した。

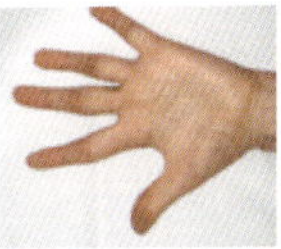
②観察と熟慮の後、微妙な咬合調整の結果、治った。（二ヵ月後）

咬み合わせの僅かな不調和が原因だったのだと考えるのが妥当ですが、どんなメカニズムで水泡が現れ、消えたのか、現在の学問では未知の世界です。私も初めて見た症例です。

不思議なことは沢山あります。自殺願望の二人の女性は、咬合調整したとたんにガラリと考え方が変わり、前向きな考えになりました。味がほとんどわからなかったのが治ったり、生理痛が消えたり、全く未知の大海の中を考えながら進むような部分が、臨床には多いのです。

謙虚な目に真実は姿を見せる

科学で全てがわかると豪語し、私を批判した超有名大学の先生がいました。しかし私の確信によれば、これでわかったと思い込んだ瞬間、さらにその先を見る目の可能性を閉ざすのです。これが定説だと決め込み、常識とか権威に依った人の目は、真実を探している目ではないのです。

大きな業績を残した巨大な科学者たちは驚くほど謙虚でした。ハイゼンベルクなど、多くの巨大な科学者がゲーテの科学論の影響を受けましたが、ゲーテは「自然と象徴―自然科学論集」の中で次のように書いています。

「自然はつねに真実で、つねに真面目で、つねに厳格です。自然はつねに正しくて、過失や誤りはつねに人間にあります。これを知らない人を自然は軽蔑し、これを知った真実で心の浄らかな人にだけ、自然は胸を開いて、秘密をうち明けてくれるのです」

湯川秀樹は、考えに考え抜いた末「十月の初めのある晩、私はふと思いあたった」、その時のひらめきこそ「中間子論」だったのです。不明を不明として受け止め、抱え、考え、苦しみ続けた結果のひらめきだったのです。湯川はこう書いています。

「しかし自然の法則総てを見透すことは出来ない。自然は人間を越えたものである。人間は誤りを犯し易い。人間の限界を知っているということが人間としてあるべき態度であり、人間らしい望ましいところである」

臨床や「良い歯の会」の現場を歩み、考え続ける中で私の内に育った一番動かない視点、それは未知の現在を見つめ、問い続ける生き方であったと感じる現在です。

観察と確信

優れた観察力がある農家は素晴らしい作物をつくります。奇蹟のリンゴと呼ばれたリンゴ農家、木村秋則さんの観察力はすごいものです。たとえば常識ではテントウムシはアブラムシをどんどん食べてくれると信じられていますが、木村さんは一日中観察し続け、その常識はウソだと気付きました。テントウムシは一日に二匹くらいしかアブラムシを食べず、どんどん食べ続ける虫は名も知らない、とても小さな虫だったのです。木村さんは雑草や虫や病気や土の温度など、常人では考えられない執拗さで観察し続け、ついに不可能と言われたリンゴの無農薬無肥料栽培（自然栽培）に成功したのです。木村さんには常人を越えた観察力と、常識を疑い、観察が教えてくれた真実に従う確信がありました。この観察力と確信こそ真実に達する唯一の方法であることを教えてくれます。

リンゴが自然に育つ条件はあるはずだという可能性に対する予感は確信となり、確信に導かれて従来の常識は覆されたのです。

木村さんの姿とそれに対する周囲の人々の態度は、まさに非俗と通俗の対比そのものです。従来の常識に依る人々は木村さんを狂人、破産者呼ばわりして軽蔑しました。その圧力に木村さんの確信は潰されませんでした。真実の予感に導かれる者は通俗に同化することを嫌うのです。

通俗の農業は常識に従い、既存の防除施肥計画に従って農業と化学肥料を何の疑念も抱かずに撒き続けます。その結果、作物も環境も汚染され、生命は大きな打撃を受けるに至っています。非俗の農家は自分の感性や知性を働かせ、作物にも土にも人にも環境にも良い農業を探求しています。これは全く医学の姿と同じです。未知が沢山あることに対する恐れも忘れた医師は、アトピーに疑いもなくステロイド剤を塗りまくります。自分の限界を恐れ生命を曇りない目で見つめ続ける医師は、それに疑問を抱きます。歯科医の私でも、咬み合わせの狂いを正すと自律神経のバランスが回復し、その結果、免疫細胞のバランスが正され、アトピーが治ることを発見しました。対象が作物と人間の違いがあるだけで、農と医は生命を観察する力量が問われる点で全く同じです。十月二十四日に「良い歯の会」三十周年記念イベントの一つとして、木村秋則さんをお招きし、私と二人でいのち（医農智）を問うコ・ラボレーションの講演と対話の会を予定しています。（有楽町マリオン十一階・朝日ホール）皆さんと一緒に、生命を見つめる目を深めたいと思います。

医と農と智と

「良い歯の会」の機関紙の名前はいのちです。医農智という字を当て、医と食と生命の健全度は一体で切り離すことのできないものだという概念を表し、私たちの全人医学観を象徴しています。全人歯科医学の旗を高く掲げて、既成の通説や価値観を盲信せず、目の前は未知の大海と自覚し、私たちは一歩一歩先に進みたいと思っています。たとえば一人は地球より重いという甘い言葉を私は信じることはできません。人間は自然より大切だと盲信してよいのでしょうか。アレキシス・カレルは民主主義思想という大前提にも疑問を示しています。大いなる自然の掟の前で自らの無知を恐れ、謙虚な心で観察する態度こそが、生命に対する大切な礼儀なのでしょう。そのような人間のまなざしの彼方に、ほんとうの優しさと生命の時代が、ぼんやりと姿を現すはずなのです。

7-9　いのち第29・30合併号「生命を見つめる知性の礼儀―良い歯の会30年の確信―」丸橋賢

知性の壁、目の壁を越える双方向的な知性のステージを拓く、これこそが会の現在の大きなテーマなのです。これをなくしては、科学や医療の進歩も発展もありません。翻って私に圧迫を加えてきた勢力とは、まさに硬直化した知性を掲げた人たちであったと思います。

第8章

心良き人びとと共に生きる

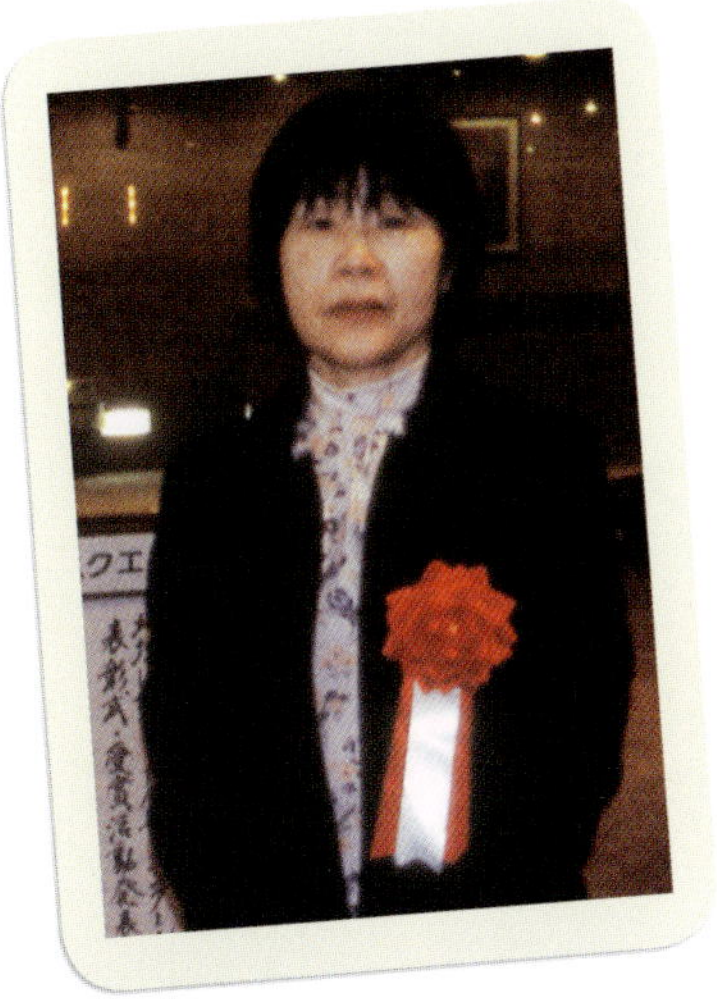

「良い歯の会」設立から力を尽くしてくれた渡辺浅乃さん

「良い歯の会」の人びと

「良い歯の会」の基盤は、〝人と人との繋がり〟と言うほかありません。健康観や生命観を入り口とした哲学的な空気の強い学習組織として、この会に集う人びとの間には目に見えない絆《きずな》の結びつきがあると思っています。

二〇一五年現在、参加者は延べ六万五千人となりました。定例会が月一回、当院で開かれ、年に一度の特別講演を中心とするイベントには数百名が参加します。ただしこの会は自由参加で、組織的なものではありません。組織というより、よりよい健康観とまっとうな歯科医療の流れを推進するための〝運動〟と考えるべきでしょう。会にかかる経費は当院でほぼまかない、ほかに個人の方から頂く寄付や、講演謝礼なども充てさせてもらっています。

会に関係する人びとを分類すれば、三つに分けられます。

第一に、主催者側のスタッフです。私、丸橋裕子医師、故・渡辺浅乃さんの三人で会を始め、のちに岩田恭子さんや、現在は丸橋ファミリー歯科院長である青木博之医師が加わりました。さらには何十人もの医療スタッフ、事務スタッフが大きな役割を果してくれています。

第二に、定例会や特別講演会などの参加者の方々です。周囲の方を誘って足を運んでくれる方も多く、世の中の流れを変えようとする運動だと理解してくださっているように思います。

フランスの哲学者、ジャン＝ポール・サルトルは、参加することを〝アンガジュマン〟と呼び、〝選択〟の意味を持たせています。参加（アンガジュマン）による行為は、世界を選択することであるという意味です。会の参加者はまさに、アンガジュマンをされているのだと思います。

第三は、会の趣旨に共鳴したり賛同したりして、力を貸してくれている人びとです。新聞、テレビ、雑誌、書籍といったマスコミで活躍する方々や、大学教授や研究者の方々からの後押しは、活動に不可欠なものでした。特に私が闘いを強いられた時期に、医療の本質を感じ取り、支えてくれたこれらの人びとの協力は、絶大なものでした。

ここで、会に参加された方のアンケートを紹介します。たとえ闘いの中にあった時でも、会では心の通い合う関係が築かれていたことが読み取れると思います。

「参加者アンケート紹介」より（いのち第14号、平成7年8月1日）

▼丸橋先生のお話は、私にとっては心の洗濯、心のリフレッシュの機会です。認識革命の旅を始めて約半年、三歩進んで二歩さがる状態ですが、旅を始めたことが私の人生の分岐点になるような予感がしております。（東京都・四十三歳・男性・会社員）

▼食生活の大切さ、歯に対する思いやり、母の愛、家族のきずな、家族に対する愛情の向け方など、多くのことを感じ反省しました。「わが家」のあり方を再度話し合い改善したいと思いました。（埼玉県・三十四歳・女性・主婦）

▼先生の広い視野からのスライドを使ったお話は大変わかりやすく拝聴しました。フランクルの言葉を出され、真の人間の生き方を話された時には、感動のあまり涙してしまいました。病気を治療するだけのお医者さんでない、本当に人類を愛することが基本になっていると、ただただ感動するのみです。（玉村町・六十二歳・女性・農業）

▼今日で「良い歯の会」は三回目です。私の食生活が、どんどんナチュラルでヘルシーに変わっています。それと同時に、安全な食べ物を得ることが難しい今日このごろ、世の中の恐ろしさに負けず正しいアンテナを立て、良い情報収集にうれしさを感じています。朝の小松菜ジュース、実だくさんのスープ、そして無農薬の分づき米を食べています。お菓子もやめました。先生、スタッフの皆さま、どうもありがとう。（東京都・三十三歳・女性・自営）

▼体と心にだるさのある毎日が続いており、その中で自分の生きる意味は何かを悩み続けていました。良い食事、運動を早速始め、生命力をアップさせることで生きる意味が見えてきそうな気がします。（太田市・三十一歳・男性・医師）

▼母と子の関係について感銘した。自分も母となったら、本物の家族、家庭を築いていきたい。市販の物と手作りの物は、だいぶ違いがあると思った。食生活に気をつけて歯周病を克服したい。（藤岡市・二十三歳・女性・栄養士）

会の来し方行く末を考える時、これらの人びとの笑顔が心にいつも浮びます。会の本質は人であるだけに、思い出す内容は豊富です。特に第一回の会の開催から参加してくれて、現在、年は取ったけれど当初よりも元気で活躍している人びとの笑顔を、脳裏から消すことができないのです。

双方向のコミュニケーションに辿り着いて

会の活動に妨害が重ねられるほど、より強く私は〝守り通すべきもの〟を明確に感じてきました。多くの人びとは良識をもって一生懸命に努力して生き、家族や自分を守っているわけですから、そのような心良き人びとに悪質としか言いようのない治療を与えるのは、いかがなものでしょうか。私にはそれはできず、許せません。

現実と闘って勝たなければ、進もうとする道は阻まれ、志は砕かれ、妥協して彼等と同じ生き方をしなければならなくなります。圧力や抵抗が加えられれば、撥ねのけるしかないのです。ただし同時に、圧力を加える方も考えものですが、その影響を受ける方も受ける方ではないだろうかとも思います。どちらの側も、本当のことを守りたい気持ちがなく、思いを通そうとする勇気がなければ、自分の生き方を持たない大衆と言うべきです。常々「大衆になるな」と私が言う理由はここにあります。

自分の目で見て、自分の肌で感じ、自分の頭脳で判断して自分の責任で行動する。それが人間（個人）であると私は定義しています。固有の内なる判断がなく、外なるもの、つまり権威や多数派、流行や利益などに依って行動するようでは、人間は自身の存在意義をもつことはできません。残念ながらヨーロッパなどに比べて、日本はまだまだ個人としての成長が弱く、大衆社会にとどまっていると思っています。しっかりした個人の成長を促さなければ、知性が社会の動向に対して力を持ち、誤ることのない文化を築くことができません。

本来在るべき歯科医療とは、良心的で高品質な治療を確立し、それを広め、心ない治療を退潮させていく運動であるべきです。それは歯科医のみの努力でできることではありません。むしろ患者の皆さん、つまり市民の関心や要望の強まりが必要条件となります。

全く新しい治療レベルと、それを支える治療体制の実現、それに加えて患医の全く新しいコミュニケーションと信頼の確立が不可欠です。

双方向的なコミュニケーションを確立し、双方向的な情報交換による知性が確立できれば、これはきっと個人にとっても、社会や歴史にとっても、次のステージに進むために用意された良薬であるに違いない、私はそう考えています。

心良き人はよく治る

ある時、ドライアイの治療を大学病院で受けていた人が、歯を失って咬めないからと私の所へ治療にみえました。私が「歯を失って咬み合わせが狂っていることが、ドライアイの原因でしょう」と説明すると、その方は「歯とは関係ない」と信じませんでした。さらに大学病院でこの話をしたところ、「歯を治してドライアイが治るなら、ノーベル賞ものだ」と一蹴されたとのことでした。

結局、歯とドライアイの関係については納得されませんでしたが、失った歯を入れる時、可能な限り歯全体のバランスを整えるように治療したところ、ドライアイが治ったのです。この方はのちに反対側の歯も治療したのですが、最初に両側を調整しておけば、ほかにもあった全身の不調をもっと早い段階で解消できたのに……と今も残念です。先入観によって、双方向のコミュニケーションが成り立たなかった例と言えるでしょう。

このほかにも、アトピー、腰椎ヘルニア、バセドー病など、いろいろな症例をもつ患者の方に出会い、同様の経験をしています。手指にできた水疱が咬み合わせの調整で治った症例は、本書第7章で紹介しました。

患医の双方向的なコミュニケーションとは何か？　私自身が治療を行ううえで、原因不明の病気と向き合って苦しみ続けてきたからこそ、この双方向的なコミュニケーションに明るい光を見いだすようになりました。

「心良き人はよく治る」のです。心良き人とは、先入観なく心を開き、情報をありのままにキャッチすることのできる人のことです。この確信を得て、会の空気はまた一層いきいきとしたものになっています。

魂から魂に語りかける

私は改めて思います。通俗を許さない文化を築いてゆくべきだと。常に責任と論理的正当性を問い、それを条件とした完全な自由を与える文化を築くべきだと。不合理、無責任を許す文化は、民主主義を支える個人を決して育てはしないのです。

通俗に流されるな

個人に立ち戻れ

と一貫して訴えてきた理由は、私が生き、闘い、突き抜けようとしてきた日常の隅々から湧き上がってきたものなのです。いつも絶えることなく、極めて強く湧き上がるこの思いの源泉は「ほとんどの重大な問題は日常の装いをしており、日常者の目には実際の姿は見えにくい」という私の経験からきています。私が闘わざるを得なかった歯科医療も、実際にはどんなに醜悪なことが行われていても、そのリアルな姿は日常者の目には見えないのです。だからこそ私は、個人に立ち戻るという痛感を抱え続けているのです。

幸いなことに、会は多くの心良き人に恵まれました。医療の仕事だけではなく、健康運動や環境保護運動など、いろいろな場面で行政との関係を深め、好意的な助言にも助けられました。行政やマスコミには、闘う相手側からの働きかけや圧力も当然あります。しかし一番大切なのは、行政やマスコミにも〝魂〟で理解し合うところがあれば力を借りることができるということでした。

ほかにも法律家の理解や協力、大学教授をはじめとする研究者の方々も非常に大きな力になりました。出版関係者の理解も絶大な力になったと思っています。自分の考えを発信するには、まとまった書物で表すことが大きな力になると実感しました。

これらの人びとを通して私の発信したいものは、徐々にですが伝わっていきました。人と人を繋ぐ力は何か。それは「魂」にほかなりません。互いの魂が共有する部分でしか、人から人への広がりは成立しないのですから、〝魂から魂に語りかける〟、そのように接し、生きることが大切なのだと思います。

エピローグ――渡辺浅乃さんの貢献

これまでの「良い歯の会」の活動を振り返って、思い浮ぶ多くの人びとの顔を代表して、会の立ち上げから二十七年間、中心として働き、五十四歳の若さで病魔に倒れた故・渡辺浅乃さんのことを取り上げたいと思います。

「いのち」第27号（平成20年7月1日号）は、渡辺さんの追悼号です。その巻頭より部分を採ります。

「良い歯の会の思想を深めた生涯〈丸橋賢〉」より（いのち第27号、平成20年7月1日）

この会の発展に尽くし、この会の生き方そのものを生き、渡辺浅乃さんは五四才の短かすぎる生涯を閉じた。平成二十年、二月十五日の午後六時だった。

単なる健康教室ではなく、人間的な生き方とは何かを問い、探求しつづける「良い歯の会」の意味を、ほんとうに理解していた人だった。理解していたというよりも、この会が渡辺さんの思想と主張そのものであったと思う。「良い歯の会」は、一九八一年七月に第一回を開いてから二七年間、一回も休まず、第二土曜日に定例会を開催してきた。今でも毎回、沢山の参加者が続いていて、治療がなくてもこの会に参加するために、わざわざ飛行機で、ホテルを予約し、遠方から来る人もいる。娯楽性は全くない、この種の教室が、二七年間も続くことは稀なことだと思うが、そのように人びとを魅きつける力とは何であったのだろうか。

毎回の参加者のアンケートを読めば、その力とは何なのか、よくわかる。多くの人が、この会で何かを発見するのだ。心の奥に眠っていた、いのちそのものが持つ原初の願いとは何であったのか、いのちが求める本物の食とは何なのか、自分らしく、人間らしく生きるとはどういうことなのか、人間と地球との関係とは何なのか、参加者は何かを発見し、ときめき、感動を覚えるのである。ほんとうの何かを探求すること、それはまさに哲学的、思想的営為に他ならない。そしてこれこそ他の健康教室には無い、「良い歯の会」の本質なのである。渡辺さんの「良い歯の会」や歯科医療への関わり方は、決して単なるビジネスではなかった。それらを通しての彼女の生き方の探求であり、主張であったのだと思う。

「いのち」第26号（平成19年9月1日号）の巻頭詩が、渡辺さんの最後の作となりました。既に覚悟ができ、死を見つめていた時期のものです（この号までが渡辺さんの編集で、次号から辻本仁志医師に引き継がれ、現在も続いています）。

「医・農・智〈渡辺浅乃〉」巻頭詩より（いのち第26号、平成19年9月1日）

人の心の中の中
思いを伝える　難しさ
その難しさゆえ
人はみな
心を傷つけられながら
思いを温め　繋ぐため
どこから来たのかわからずに
どこへ行くのかさえも
　わからずに
それでも
今あるいのちを
生きている

また前述の追悼号には、関係者から沢山の追悼文が寄せられました。その中からいくつか紹介します。

「渡辺浅乃さん追悼文集　「良い歯の会」から広がる信頼の和」より（いのち第27号、平成20年7月1日）

●「偲ぶ会」で手に取った資料をみて

「良い歯の会」開催以前に発行された、丸橋歯科の合宿研修の報告集に出会った。そこには、丸橋歯科での仕事のあり方―患者さんのことから受け付けの仕事のあり方、さらには、医療そのものの問題、さらには渡辺さんのように現代詩に通じて、自分を問い直すことまでスタッフによって書き留められていた。

スタッフ各人が、自分の課題をもち、まとめ発表している。そんな合宿研修を経て、患者さんも含めて開かれた研修会「良い歯の会」ができたことは想像できる。しかし、こんな歯科医院がほかにあるだろうか。

渡辺さんはこの「運動」としての「丸橋歯科」の基礎を築く一翼を担った人だと思う。これから「丸橋歯科」、いや「良い歯の会」は、新しいスタッフの力でこの「健康と食」の運動を引き継いで欲しい。来年の二月十五日は、拡大「良い歯の会」の日として、「食と健康の文化祭」を開催したらどうだろうか。

●思いは消えることなく

渡辺さん、たくさんありがとう。二十七年にわたる「良い歯の会」の学習会、そして「いのち」

の発行といのちを守るための活動は、渡辺さんの存在なくしては語れません。淡々とした静かな語り口で「良い歯の会」の準備や進行をされていた姿が思い出されます。

真摯に社会に向けて闘ってきた丸橋先生の活動の側には、いつも渡辺さんの姿がありました。社会が間違った方向に流れていく中で、真実を追究していく稀有な師の元で仕事に邁進されたことは、丸橋先生ご自身にとっても大きな存在であったことと思います。あなたが残してくれたことは、私の心の中で消えることはありません。

●おもかげに

渡辺さん、お会いすると必ず声をかけてくださいましたね。親の介護中であることを話すと、「ご両親はしあわせですね。」と、涙を浮かべておられました。

あれから半年…。花に埋もれた祭壇の前に、あなたを送るお父様の姿を見て、あの時の涙を思いました。命尽きるまで自分の道を全うした浅乃さんの遺影は、花のようにおきれいで、たっぷりとした笑顔に見とれていました。

魂をゆさぶる衝撃を受けた「良い歯の会」から十七年。命の仕組を見失わないように生きようと思います。渡辺さん、ありがとう。

会は人で成り立ち、人と人とが魂の言葉で繋がって今日まで根を伸ばし続けてきました。で

すから本書は〝人〟で締めたいと考えてきました。会の活動をできるだけ端的に表すとすれば、

人なくして事は成らず
人を得るのは人にして
人を得るもとは魂なり

だと思うのです。

「良い歯の会」35年の歩み

昭和49年（1974）	9月	丸橋歯科クリニック誕生 高崎市鞘町ツナシマビルに高い理想を掲げ、丸橋歯科クリニックが開院した。第1号の根管治療は、当時から妥協をしない丸橋歯科の治療の象徴といえる。
昭和51年（1976）	12月	第1回院内総合研修会開催 毎年、第19回まで開催された院内研修会は、全スタッフが内容の濃いレポートを発表するもので、朝早くから夜遅くまで活発な討論が行われた。治療に関することから環境や食、哲学に至るまで幅広い研修内容で、丸橋歯科を牽引する強力なスタッフが育っていった。
昭和56年（1981）	4月	丸橋歯科クリニック連雀町診療所開院 高崎市連雀町に研修施設のある新診療所を開設・移転した。
	7月	第1回「良い歯の会」開催 丸橋歯科の活動の中心となる第1回「良い歯の会」が行われた。
昭和57年（1982）	6月	院内読書会 大岡昇平、詩人鮎川信夫など第一次戦後派の作品を中心に〝文学とは何か〟を学んでゆく。
	9月	「いのち」第1号発刊 「良い歯の会」特別講演会開催 テーマは「生存の条件」／講師：宮脇昭先生「人類は生きのびられるか」 講師：丸橋賢先生「現代の食生活がもたらす心身の荒廃について」
昭和58年（1983）	5月	「自然といのちを守る県民会議」発足 高崎市観音山への殺虫剤（スミチオン）空中散布計画発表に抗して「良い歯の会」他18団体が結集し、発足。
昭和59年（1984）	7月	県民会議主催特別講演会「生存の条件を探る」 講師：宮脇昭先生「自然と人間の最後の平和条約をどう結ぶか」 講師：日野厚先生「生態学的に見た病と健康」
	11月	県民会議機関紙「いのちを守る」発刊

年	月	内容
昭和60年（1985）	9月	「良い歯の会」4周年記念特別講演会「食・親と子」 講師：多摩動物公園園長 中川志郎先生「親である条件─動物から学ぶ子育ての知恵─」 講師：丸橋賢先生「子供のいのちを左右する母の生き方─母の生きざま、死にざまから学んだもの─」
昭和61年（1986）	2月	大仁自然農場へ健康調査 自然農法を営み集団生活をしている方々の健康調査から健康が成立するためには正しい食生活と自然環境、健全な文化が重要と再確認する。
	9月	県民会議主催特別講演会「政治家と文学者が語る人間と地球の将来」 講師：作家 井上光晴先生「人間の文学」／講師：元環境庁長官 大石武一先生「地球に将来があるか」
	11月	中国フッ素研究会参加　ハマチの養殖場見学 背曲がりハマチを観察して危険な養殖魚の実態を認識。
昭和62年（1987）	9月	県民会議主催「フォーラム'87みんなで幸せ都市をつくろう」開催 基調講演とパネルディスカッション　宮脇昭先生他
昭和63年（1988）	5月	県民会議の活動により高崎観音山へのスミチオン空中散布中止
	7月	第8回フッ素研究会一般公開講演会開催 会長 丸橋賢、講師：田村豊幸先生「群馬県各市町村の死亡多発地帯とその対策」 講師：柳澤文徳先生「フッ素の毒性」
平成3年（1991）	7月	「良い歯の会」10周年記念講演会「いのちを育む・心を育む」開催 講師：大田尭先生「今、子育て教育に問われているもの」 講師：丸橋賢先生「健やかないのちを育てた母親たち」
	8月	第1回生態学的歯科臨床セミナー開講
平成8年（1996）	2月	高崎市緑町に新診療所を開院
	8月	ギリシャ・コス島で医学史学会、メディカルオリンピアード参加
平成10年（1998）	9月	東欧（ポーランド、チェコ）へ調査
平成12年（2000）	2月	ケニアでマサイ族の大規模調査
	7月	「良い歯の会」20周年記念「大健康展・健康相談会」開催

平成13年（2001）	1月	南米（アルゼンチン、ペルー、ブラジル）へ調査
	8月	モンゴル遊牧民と都市生活者の比較大規模調査
	9月	北朝鮮へ調査
平成14年（2002）	2月	タイへ調査
	6月	敦煌、西安、シルクロードへ調査
	9月	モンゴルへ追加調査
	11月	中東（シリア、ヨルダン、レバノン）へ調査
平成15年（2003）	2月	ミャンマーへ調査
	11月	エジプトへ調査
平成16年（2004）	5月	高崎市栄町に「丸橋全人歯科」、緑町に「丸橋ファミリー歯科」を開院
	9月	「良い歯の会」23周年記念講演 講師：安保徹先生「全人医学と免疫力」 親と子の「ぐんま食育フェア」開催
平成17年（2005）	5月	キューバへ調査
	11月	「良い歯の会」25周年記念「東京特別講演と健康展」開催
平成18年（2006）	6月	「良い歯の会」300回記念交流会 イギリスへ調査
	7月	『退化する若者たち』東京出版記念講演会
平成19年（2007）	1月	農林水産省主催「地域に根ざした食育コンクール」にて「良い歯の会」が特別賞・審査委員奨励賞を受賞
	3月	イランへ調査

平成20年（2008）	1月	第319回「良い歯の会」大試食会
	11月	「東京特別講演と歯科相談会」（有楽町マリオン朝日ホール） 講師：食品ジャーナリスト　安部司先生「食品の裏側—食の本当の豊かさとは？」
平成21年（2009）	9月	「東京特別講演と歯科相談会」（有楽町マリオン朝日ホール） 講師：免疫学者　安保徹先生「エネルギー生成で知る　食、病気、ガン」
	11月	「絵本原画展とお話しの会」開催
平成22年（2010）	3月	丸橋連雀町歯科開院
	5月	「良い歯の会」30周年記念講演会（高崎市文化会館） 講師：家森幸男先生「究極の健康長寿食」
	10月	「東京特別講演と歯科無料相談会」（有楽町マリオン朝日ホール） 「いのちの奇蹟　輝く医と農と智と」開催 講師：リンゴ農家　木村秋則先生「自然から学んだ生命力」
平成23年（2011）	9月	「東京特別講演と歯科治療相談会」（学士会館）
平成24年（2012）	9月	「歯の健康展と歯科無料相談会」（学士会館）
平成25年（2013）	10月	「歯科治療相談と歯の講演の会」（日本青年館）
平成26年（2014）	10月	「東京特別講演と歯科治療相談の会」（御茶ノ水ソラシティ） 講師：元京都大学霊長類研究所所長　茂原信生先生「人類学から見た現代人の顔と歯」
平成27年（2015）		「良い歯の会」35周年記念事業「命を支える食と歯—講演と歯科治療相談の会」（2会場で開催） 講師：元長野県真田町教育長・大塚貢先生「未来の子供を育てる食」
	9月	高崎市文化会館大ホール
	10月	御茶ノ水ソラシティ

あとがき

本書を終えるに当たり、今後「良い歯の会」が持続的な発展を続けるにはどうしたらよいか、私の考えを述べ、まとめとしたいと思います。三十五周年を迎え、最初から会に関わってきた私たちスタッフ、馴染みの参加者の方々も、老いを感じるようになりました。会の立ち上げから尽力してくださった渡辺浅乃さんも、故人となりました。

しかし、会を推進する人も思想も老いてはなりません。より良い歯科医療と健康思想を志し、現状の変革に挑もうとするこの会は、より新しく、より強く深化し続けることを求められていると考えています。

幸い思想や指導力をもつ人材が、当医療法人の若い理事たちの中から何人か育ちつつあります。彼らは粗悪な治療を何よりも嫌い、全人医学の思想もよく理解しています。真面目な人物ばかりで、欲を言えばもう少し爆発力、闘争心が欲しいところですが、尊敬できる人格の持ち主です。事務局にも実力あるスタッフがいます。

それでも、「良い歯の会」に関わる歯科医師たちの中から、現状に流れる空気を貫き通して見る目と思想をもった人物が育たなければ、この会も新しい歯科医療運動も育つことなく、現実に同化し消失してしまうと考えます。私も力の続く限り、彼らと読書や勉強を共にしながら次のステージを探り続ける、それが生きること、思想のベクトルだと考えています。

最後になりましたが、日頃より「良い歯の会」の活動にご理解とお力添えを惜しみなく与えていただいた（一社）農文協、（株）農文協プロダクションの皆様に、改めて心より御礼申し上げます。

二〇一五年七月十日

丸橋　賢

著者紹介

丸橋　賢（まるはし まさる）

1944年群馬県生まれ。東北大学歯学部卒業。同学部助手を経て、1981年に「良い歯の会」活動を開始。現在、丸橋全人歯科院長。日本全身咬合学会会員。
著書：『ほんとうは治る防げる歯槽膿漏』『いのちを見つめて歯から治す』（以上、農文協）『退化する若者たち―歯が予言する日本人の崩壊』（PHP研究所）『癒しの思想』（春秋社）など著書多数。

心と身体の病と闘う――「良い歯の会」35年の軌跡

2015年8月25日 第1刷発行

著者 ―――――― 丸橋　賢

企画・発行 ―――― 丸橋歯科「良い歯の会」

発売 ―――――― 一般社団法人 農山漁村文化協会
〒107-8668 東京都港区赤坂7丁目6-1
☎ 03-3585-1141（営業）
☎ 03-3585-1145（編集）
FAX 03-3589-1387
振替 00120-3-144478
URL http://www.ruralnet.or.jp/

ISBN 978-4-540-15180-4
＜検印廃止＞

編集制作　（株）農文協プロダクション
表紙デザイン　野瀬友子
印刷・製本　図書印刷（株）
定価はカバーに表示。乱丁・落丁本はお取り替えいたします。